HEFTE ZUR UNFALLHEILKUNDE

BEIHEFTE ZUR MONATSSCHRIFT FÜR UNFALLHEILKUNDE
VERSICHERUNGS-, VERSORGUNGS- UND VERKEHRSMEDIZIN

HERAUSGEGEBEN VON PROFESSOR DR. H. BÜRKLE DE LA CAMP

HEFT 84

DER CHIRURG
UND DAS SCHÄDELTRAUMA

VON

PRIV.-DOZ. DR. A. ISFORT

CHIRURGISCHE KLINIK UND POLIKLINIK DER UNIVERSITÄT MÜNSTER / WESTF.
DIREKTOR: PROF. DR. P. SUNDER-PLASSMANN

MIT 47 ABBILDUNGEN

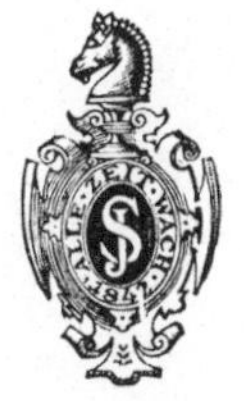

1965

SPRINGER-VERLAG / BERLIN · HEIDELBERG · NEW YORK

HEFTE ZUR UNFALLHEILKUNDE

Herausgegeben von Professor Dr. H. Bürkle de la Camp
7801 Dottingen über Freiburg/Br.

ISBN 978-3-540-03321-9   ISBN 978-3-642-86119-2 (eBook)
DOI 10.1007/978-3-642-86119-2

Titel-Nr.: 5967

Inhaltsverzeichnis

Seite

A. Einleitung

Wie schon im Titel angedeutet ist, soll diese Abhandlung in erster Linie für die Allgemeinchirurgen gedacht sein. Die große Zahl der Kopfverletzten, die auch heute noch überwiegend in den örtlichen Krankenhäusern ohne spezielle hirnchirurgische oder Unfallabteilung aufgenommen werden müssen, bedeutet für die behandelnden Chirurgen immer wieder ein besonderes Problem. Wie die täglichen Erfahrungen zeigen, sind sowohl die komplizierenden Folgen der Schädeltraumen als auch die therapeutischen Fortschritte des letzten Jahrzehnts noch nicht genügend allgemein bekannt. Die vorliegende Schrift ist dazu gedacht, dem Chirurgen die Möglichkeit einer schnellen und übersichtlichen Orientierung aller ihn interessierenden Probleme der kraniocerebralen Verletzungen hinsichtlich der Diagnose und Therapie zu bieten. Im Vordergrund haben dabei naturgemäß die frischen Traumen zu stehen. Da die Ausführungen einem praktisch-klinischen Ziele dienen sollen, konnten die theoretischen Grundlagen und die pathologische Anatomie und Physiologie jeweils nur gestreift werden.

Die Abhandlung stützt sich auf Beobachtungen und Erfahrungen an einem Verletztengut von 1910 Schädelhirntraumen, welches im letzten Jahrzehnt in der Chirurgischen Universitätsklinik Münster stationär behandelt wurde. Die Schrift soll damit gleichzeitig einen Rechenschaftsbericht über das bisher Erreichte abgeben und auf noch zu erstrebende Ziele hinweisen.

B. Klinische Grundbegriffe der Schädelhirnverletzungen

Wenn eine äußere Gewalteinwirkung auf den Kopf erfolgt, so können mannigfaltige direkte organische Verletzungen und indirekte funktionelle Störungen resultieren. Für den Organismus selbst ist es dabei von nachgeordneter Bedeutung, ob sich das Trauma in eine komprimierende bzw. kinetische oder calorische Energie umsetzt. Die exponierte Lage des Schädels mit seinem lebenswichtigen Inhalt bedingt in auffälliger Weise eine besondere Verletzbarkeit gegenüber dem gesamten übrigen Körper.

Die Ursachen der Schädelhirntraumen beruhen nicht nur auf unfreiwillige Unfälle jeglicher Art, auch wenn diese zahlenmäßig stark dominieren, sondern auch auf freiwillige Verletzungen (Schlägerei, Boxen, Fußballköpfen) oder gar gewollte Schädigungen mit dem Ziel der Vernichtung des Lebens (Suicid, Erschlagen, Erschießen usw.).

Entsprechend dem anatomischen Aufbau können die verschiedenen Gewebeschichten des Hirnschädels verletzt werden. Die Traumatisierung vermag die bedeckenden Weichteile, die knöcherne Schädelkapsel, die Hirnhäute, die Gefäße und die Hirnsubstanz sowohl einzeln für sich als auch kombiniert zu betreffen. Die entstehende Schädigung ist stets abhängig von der Intensität und der Richtung der Gewalteinwirkung. Auch der Qualität (umschriebenes oder scharfes Trauma bzw. breitflächiges oder stumpfes Trauma) kommt eine erhebliche Bedeutung zu.

Betrifft das Trauma lediglich die bedeckenden Weichteile des Kopfes, so entstehen bei umschriebener scharfer Gewalteinwirkung Stich-, Schnitt-, Hieb- bzw. Platz- oder Quetschwunden.

Bei den Schnitt- und Hiebwunden sind die Wundränder glatt, alle Gewebeschichten sind durchtrennt. Die Platzwunden infolge Quetschung gegen das knöcherne Schädeldach sind dagegen nicht scharf berandet und weisen besonders in den Wundrändern noch intakte resistentere Gewebsanteile wie Gefäße und Nerven (Gewebsbrücken) auf. Bei einer stumpfen Gewalt entstehen durch tangentiale Einwirkung Abschürfungen der Oberhaut (kenntlich am Lymphaustritt) oder Ablederungen der Lederhaut von der Unterhaut. Dabei werden stets Blutgefäße verletzt, so daß die Wunde entweder blutet oder mit Blutschorf bedeckt ist. An der Ablederung können auch die Galea und das Periost beteiligt sein, so daß die gesamte Kopfschwarte vom Schädeldach abgelöst ist. Bei senkrecht auf den Kopf auftreffenden stumpfen Einwirkungen bleibt die Kopfhaut meist intakt. Ihre Elastizität und Widerstandsfähigkeit ist eben so groß, daß selbst bei erheblichen Knochenzertrümmerungen des Schädels jegliche Hautverletzungen fehlen können. Kommt es bei einer Kopfprellung ohne äußere Hautläsion zu einer Gefäßverletzung, so entsteht ein Hämatom. Ist dasselbe zwischen Haut und Galea gelegen, so ist eine Fluktuation und Verfärbung nachweisbar. Bei subgalealer Lokalisation ist der Bluterguß prall, nicht fluktuierend und zeigt keine Verfärbung.

Wenn die Gewalteinwirkung auf den Kopf über die Schwarte hinausgeht, so beruht das entscheidende Kriterium stets darauf, welche Schädigung des Schädelinhalts gleichzeitig stattgehabt hat. *Frakturen* des knöchernen Hirnschädels ohne wesentliche Dislokation wären als isolierte Verletzung klinisch ohne Bedeutung, da sie spontan abheilen. Es ist aber anzunehmen, daß in jedem Falle irgendeine Hirnbeteiligung dazukommt.

Bei den Schädelfrakturen sind die direkten Brüche (Lochbruch, Terrassenbruch und Biegungs- oder Äquatorialbruch) und die indirekten Brüche (Berstungsbrüche) zu unterscheiden. Wenn eine Verlagerung von Fragmenten erfolgt, so geschieht die Dislokation stets in Richtung des Schädelinneren, so daß von einer Impressionsfraktur gesprochen wird. Die Imprimate finden sich entweder extradural oder auch tief im Innern der Hirnsubstanz. Die Berstungsbrüche sind das Ergebnis einer Formveränderung des ganzen Kopfes und entstehen nicht am Ort der Gewalteinwirkung, sondern wo die Spannung am größten wird bzw. die Elastizität am geringsten ist. Die indirekten Schädelfrakturen bevorzugen deshalb die Schädelbasis und finden sich z. B. bei einem Fall mit dem Kopf auf ebenen harten Boden oder beim Aufprall gegen eine breite Fläche. Indirekte Schädelbrüche können auch dadurch zustande kommen, daß die Wirbelsäule durch eine Stauchung in die Umgebung des Foramen occipitale magnum eingetrieben wird.

Geht die Gewalteinwirkung über den knöchernen Schädel hinaus, so erfolgt eine Traumatisierung der *Hirnhäute*, der *Hirngefäße* und der *Hirnsubstanz*. Zahlenmäßig am häufigsten ist die *Commotio cerebri*. Sie stellt ein rein klinisches Syndrom dar, für das es bis jetzt noch kein faßbares pathologisch-anatomisches Substrat gibt. In letzter Zeit ist noch ein weiterer Begriff aufgekommen, dem ebenfalls eine wesentliche Bedeutung zuzukommen scheint, nämlich die *Subcommotio* (UNTERHARNSCHEIDT

1963). Damit soll gesagt werden, daß das Trauma unterschwelliger Natur ist und klinisch stumm bleibt. Durch ausgedehnte Tierversuche wurde aber bewiesen, daß derartige, innerhalb kurzer Zeit wiederholte Traumen erhebliche und morphologische faßbare Folgen hinterlassen können (z. B. bei Boxern).

Führt die Gewalteinwirkung zu einer Verletzung der *Hirnsubstanz*, so sprechen wir bei einer Quetschung des Gewebes von einer *Contusio cerebri* und bei einer Zerreißung von einer *Dislaceratio*. Letztere findet sich bei den geschlossenen Verletzungen aber selten.

Bei den Kontusionen ist zu unterscheiden zwischen den Prellungsherden der Hirnrinde und des Hirnstammes. Die Kontusionsherde finden sich vorzugsweise am Hirnmantel, besonders an den Schläfenhirnpolen und an der Unterfläche der Stirnlappen. An den Parietal- und Occipitallappen sowie am Kleinhirn sind sie seltener. Oberflächliche Rindenprellungen betreffen vornehmlich die Windungskuppen und lassen die Windungstäler frei. Die Verletzungen der Hirnrinde sind überwiegend diametral entgegengesetzt dem Ort der Gewalteinwirkung lokalisiert (Contrecoup, Gegenstoßprellung).

Wegen des Gefäßreichtums der Hirnrinde hat bei jeder Contusion gleichzeitig eine *Verletzung der Gefäße* statt. Das ausgetretene Blut ergießt sich sowohl in den Contusionsherd selbst hinein als auch in den Subarachnoidal- bzw. Subduralraum. Diese Blutungen komplizieren jede Kontusion. Bei intakt gebliebener Arachnoides verteilt sich das Blut diffus über die Hirnwasserräume und sammelt sich an der Basis an. Die Subarachnoidalblutungen werden bis auf seltene Ausnahmen nicht raumfordernd. Dagegen kann ein Bluterguß im Subduralraum durchaus erhebliche Ausmaße annehmen und zur Compressio cerebri führen.

Die zentralen Hirnkontusionen sind dadurch gekennzeichnet, daß sie eine *kontusionelle Blutung* im Mark oder im Hirnstamm hervorrufen. Traumatische Blutungen im Stamm, also im Boden des 3. Ventrikels, in den Crura cerebri, um den Aquädukt und im Pons zeigen deutlich, daß auch der Hirnstamm bei den stumpfen Schädeltraumen erheblichen Gewalteinwirkungen ausgesetzt ist. Diese Blutungen sind meist mit dem Leben nicht zu vereinbaren.

Intracerebrale Hämatome nach Kontusionen des Markes können ein raumforderndes Ausmaß annehmen und zur Compressio führen. Sie sind bisher nur in den Schläfenlappen und vereinzelt in den Stirnhirnen beobachtet.

Eine Contusio cerebri ist meist mit einem *Hirnödem* vergesellschaftet. Dieses traumatische Ödem, welches auch noch andere Ursachen haben kann, vermag umschrieben zu sein, eine Hirnhälfte einzunehmen oder auch das ganze Hirn zu erfassen. Das Hirnödem hat eine erhebliche vitale Bedeutung.

Außer den Kontusionen, die stets mit Gefäßverletzungen einhergehen, gibt es noch weitere stumpfe Schädeltraumen, bei denen die *traumatischen Gefäßschäden* selbst im Vordergrund stehen. Schon eine Verletzung der *A. carotis* am Halse kann in Form eines traumatischen Aneurysma oder einer traumatischen Carotisthrombose erhebliche Folgen haben. Bei einer Verletzung im Sinus cavernosus vermag sowohl eine echte Aneurysmabildung als auch eine Fistel zwischen der inneren Kopfschlagader und dem Sinus cavernosus zu resultieren. Die Rupturen der A. carotis interna an der Schädelbasis führen praktisch stets innerhalb kurzer Zeit durch eine massive komprimierende Blutung zum Tode. Ähnlich ist es mit den Verletzungen der A. vertebralis. Eröffnete Rindengefäße stellen die häufigste Ursache der subduralen Blutungen dar. Wird aber nur die Media der Arterien lädiert, so kann ein traumatisches Aneurysma entstehen, das erhebliche Ausmaße annehmen und noch später zu rupturieren vermag. In Einzelfällen sind auch traumatische Aneurysmen an peripheren Schlagaderzweigen des Hirnmantels beobachtet worden. Erfolgt die Verletzung eines Gefäßes im Extraduralbereich, so entsteht eine epidurale Blutung, die von einer gewissen Größe ab stets komprimierend wirkt. Die klinische Bedeutung dieser epiduralen Hämatome ist groß.

Neben den direkten Gefäßverletzungen sind aber auch die *funktionellen Durchblutungsstörungen* nach Schädelhirntraumen sehr wichtig. Dieselben lassen sich durch die Hirngefäßkontrastdarstellung durchaus am Lebenden nachweisen. Im letzten Jahrzehnt wurde zwar zunehmend die Anschauung vertreten, daß es funktionelle Hirndurchblutungsstörungen nicht gebe, sondern daß die cerebrale Durchblutung rein passiv erfolge und nur vom Allgemeinkreislauf abhängig sei. Durch neuere Untersuchungen (z. B. PETERS 1959; N. MÜLLER 1960, 1961; UNTERHARNSCHEIDT 1963) dürfte aber erwiesen sein, daß die Folgen posttraumatischer funktioneller Durchblutungsstörungen mit sekundären morphologischen Veränderungen (anämischen bzw. hämorrhagischen Nekrosen, Gliaproliferationen usw.) häufig bedeutungsvoller sind als Rindenkontusionen oder Dislacerationen.

Den geschlossenen oder gedeckten kraniocerebralen Traumen stehen die *offenen Hirnverletzungen* gegenüber. Diese sind zwar in Friedenszeiten zahlenmäßig wesentlich seltener, haben aber in jedem Falle ein erhebliches chirurgisches Interesse, da sie vielfach recht dankbar zu behandeln sind, wenn nur die Operation rechtzeitig und sachgerecht durchgeführt wird.

Das entscheidende Kriterium zwischen geschlossener und offener Hirnverletzung liegt darin begründet, ob die Dura mater intakt geblieben ist oder nicht. Eine unverletzte harte Hirnhaut bietet zweifellos den besten Schutz gegen die vordringenden pathogenen Keime. Lediglich die vereinzelten Fälle eines Durarisses bei einem Schädelbruch ohne Verletzung der Kopfschwarte rechnen wir noch zu den geschlossenen Traumen. Sie finden sich fast nur im Kindesalter. Streng genommen liegt eine offene Hirnverletzung dann vor, wenn eine *Kommunikation des Liquorraumes mit der Außenwelt* besteht. So sind auch diejenigen Basisfrakturen als offen zu bezeichnen, die mit Ausbildung einer Liquorfistel (Liquorrhoe aus Nase oder Ohr) einhergehen. Diese Fisteln mit nasaler Liquorrhoe bergen auch bei scheinbarem Versiegen stets die Gefahr der Meningitis in sich. Auch kann durch eine solche Fistel Luft in das Schädelinnere eindringen und zu einem Pneumocephalus führen. Jede Meningitis nach einem Schädeltrauma ist stets verdächtig auf eine Liquorfistel.

In den Kriegen erfolgen die meisten offenen Hirnverletzungen durch Geschosse. Schußverletzungen aller Art werden zwar auch in Friedenszeiten beobachtet, das Hauptkontingent stellen aber die ausgedehnten Impressionen mit Hirnbreiausfluß sowie Stich- und Pfählungsverletzungen bei Verkehrs- und Berufsunfällen. Gerade diese bedürfen einer umgehenden operativen Versorgung, um einer Infektion und einem Prolaps vorzubeugen.

Bei den offenen Hirnverletzungen kann der traumatische Hirnschaden auf eine Rindenkontusion beschränkt sein. Auch bei tieferen Penetrationen ist es möglich, daß das Bewußtsein völlig erhalten bleibt. Daneben finden sich aber ebenfalls alle genannten Folgen der gedeckten Traumen.

C. Dringliche klinische Untersuchung

Auf kaum einem anderen Gebiete der Unfallheilkunde und sogar der gesamten Medizin hängt das Leben des Patienten so sehr von den Erkenntnissen und Entscheidungen des erstbehandelnden Arztes ab wie bei den akuten Schädelhirntraumen. Schon Minuten vermögen das Schicksal zu besiegeln. Wenn also der Chirurg in einem Allgemeinkrankenhaus einen Kopfverletzten eingeliefert bekommt, so steht ihm zunächst meist kein Konsiliarius der Nachbardisziplinen zur Verfügung. Er muß somit die erste Allgemeinuntersuchung selbst durchführen und den Neurostatus orientierend erheben. Da die Mehrzahl der Frischverletzten bewußtlos ist, kann die Anamnese nur von Bekannten oder Augenzeugen erhoben werden. So wichtig die Vorgeschichte in jedem Falle auch ist, indem sie zahlreiche Hinweise liefern kann, bei fehlenden Begleitpersonen muß sie selbstverständlich unergiebig bleiben. Der Chirurg kann sich dann nur auf seine eigenen objektiven Befunde stützen. Dazu gehören die äußere Inspektion (äußere Verletzungen, Hämatome, Blutungen aus den Orefizien, Liquor- oder Hirnbreiausfluß) und Palpation. Der Reflexbefund sowie die äußere Augenuntersuchung (Stellung und Motilität der Bulbi sowie Pupillenverhalten) bringen wichtige Anhaltspunkte.

Es sei schon hier darauf hingewiesen, daß wir es für absolut unzweckmäßig halten, einem Frischverletzten die engen Pupillen künstlich zu erweitern. Es entfällt dann eben ein bedeutsamer objektiver Indikator hinsichtlich der Komplikationen. Die Beurteilung des Augenhintergrundes (Stauungspapille) ist in den ersten Stunden unwesentlich. Eine Glaskörperblutung ist auch durch eine enge Pupille zu diagnostizieren. Die Beobachtung der Pupillen hinsichtlich Lichtreaktion und Weite ist laufend zu wiederholen.

Wird eine weite starre Pupille direkt nach dem Unfall festgestellt, so handelt es sich zwar meist um eine Orbitaverletzung mit Opticusläsion oder Oculomotoriusschädigung bei Schädelbasisfraktur. Sie kann aber auch schon in der ersten halben

Stunde die Folge einer Compressio sein. Wir haben mehrere derartig akute Fälle eines *Clivuskantensyndromes* (FISCHER-BRÜGGE 1952) erlebt. Dieses sehr wichtige Syndrom basiert auf einer Druckschädigung des N. occulomotorius, indem die hinteren Anteile des Schläfenhirnes (Gyrus hippocampi) durch den Tentoriumschlitz gepreßt werden und auf den N. oculomotorius drücken. Das Clivuskantensyndrom verläuft in drei Stadien. Im ersten findet sich eine einseitige Pupillenverengung als Folge einer Oculomotoriusreizung. Dieses Stadium kann sehr kurz sein. Im zweiten Stadium entwickelt sich mit der beginnenden Lähmung eine Mydriasis mit Entrundung und zunehmender Trägheit der Lichtreaktion. Im dritten Stadium besteht eine komplette Lähmung der vom N. oculomototorius innervierten Augenmuskeln mit maximaler Erweiterung, Entrundung und Lichtstarre der Pupille, Außenstellung des Bulbus und Ptose. Dieser einseitige Zustand bedeutet, daß höchste Gefahr im Anzuge und mit der baldigen Katastrophe zu rechnen ist, wenn nicht unverzüglich Entscheidendes geschieht. Werden beide Pupillen weit und lichtstarr, so liegt eine Hirnstammeinklemmung mit Lähmung der Oculomotoriuskerne vor. Dann ist in Kürze auch mit einer zentralen Atemlähmung und einem Erlöschen aller Reflexe zu rechnen. Dieser Zustand ist nach wenigen Minuten irreversibel. Es soll später noch genauer darauf eingegangen werden.

Die Prüfung der *Reflexe* entspricht beim frischen Schädelhirntrauma der üblichen Ordnung, wie sie in allen Lehrbüchern der Neurologie aufgeführt ist, so daß hier nicht näher darauf hingewiesen zu werden braucht. Sie gehört zum Rüstzeug jeden Arztes. Es sei lediglich erwähnt, daß sich die gestörte Motorik beim Bewußtlosen darin äußert, daß die unkoordinierten Bewegungen und der Extremitätenmuskeltonus seitendifferent sind. Ebenfalls werden Schmerzreize mit verschieden starken Abwehrbewegungen beantwortet.

Einen bestimmten *Schmerzreflex* gilt es besonders zu beachten, der auch im Koma erst sehr spät erlischt und mit positivem Ausfall bei Bewußtlosen für eine intrakranielle Drucksteigerung beweisend ist. Es ist der *Kehrersche Reflex* bei Druck auf die Trigeminusantrittspunkte mit gleichseitigem Krampf der entsprechenden Gesichtsmuskulatur. Dieser Reflex ist uns mindestens so wertvoll wie der Nachweis einer Stauungspapille, da er auch Hinweise auf die Seitenlokalisation ergibt und die Stauungspapille meist erst später auftritt. Der Griff an die Nervenaustrittsstellen sollte also nie unterbleiben und nach der Pupillenprüfung sofort erfolgen.

Bei der Beobachtung der Bewußtlosen ist weiterhin auf das Auftreten von *Krämpfen* zu achten. Einseitige Krampfanfälle (Jackson-Typ) deuten auf eine Kompression hin. Generalisierte Anfälle, die nicht von der genuinen Epilepsie zu unterscheiden sind, kommen bei allen Hirntraumen vor. Die Streckkrämpfe sind bei frischen Verletzungen meist Folge einer Hirnstammkontusion und werden im Schrifttum allgemein mit infauster Prognose beurteilt, wenn gleichzeitig eine Pupillenerweiterung eintritt. Wir haben aber mehrere derartige Fälle durch umgehende Ursachenklärung und Operation retten können, so daß wir auf dem Standpunkt stehen, diese Verletzten nicht tatenlos ihrem Schicksal zu überlassen.

Bei subakuten und chronischen Verlaufsformen der Schädelhirntraumen sollte sich jeder Chirurg bei seinen Untersuchungen der Mithilfe eines Nerven- und Augenarztes stets bedienen, in gewissen Fällen auch eines Hals-, Nasen-, Ohren- und Zahnarztes. Für die Erhebung genauer fachärztlicher Befunde bleibt bei diesem Verletztenkreis eine ausreichende

Zeit. Eine schriftliche Fixierung aller festgestellten Abweichungen ist sowohl hinsichtlich der Therapie als auch der späteren Begutachtung von Wichtigkeit.

D. Technische Hilfsmittel in der Diagnostik

An der Spitze der technischen Hilfsmittel stehen gewiß die *Röntgenleeraufnahmen* des Schädels. Sie sollten in keinem Falle, auch nicht bei einer anscheinend einfachen Kopfprellung unterlassen bleiben. Es muß zum unabdingbaren Prinzip erhoben werden, daß sie jeder Wundversorgung vorangestellt gehören, um unliebsamen Komplikationen vorzubeugen. Kein Patient mit Schädeltrauma sollte ins Bett und auf die Station gebracht werden, bevor der Kopf geröntgt wurde. Bei der Röntgenuntersuchung sind stets Aufnahmen in mindestens zwei Ebenen (ap- und seitlicher Strahlengang) anzufertigen. Eine Basisaufnahme ist bei jedem Verdacht auf frontale Verletzung oder Schädelgrundbruch zweckmäßig. Bei einwandfreier Technik lassen sich die Schädeldachbrüche praktisch sämtlich auf den Leeraufnahmen erfassen. Auch die Mehrzahl der eingesprengten Fremdkörper sind nachweisbar. Eine spontane Luftansammlung im Schädelinneren ist für eine Hirnhautverletzung beweisend. Die Verschiebung einer verkalkten Glandula pinealis deutet auf einen einseitigen raumverdrängenden Prozeß hin, ohne allerdings etwas über die Ursache auszusagen.

Eine Untersuchung des durch *Lumbal- oder Suboccipitalpunktion* gewonnenen Liquors erübrigt sich im akuten Verletzungsstadium meist. Wir halten sie nur dann indiziert, wenn die Differentialdiagnose zwischen Meningitis und Subarachnoidalblutung zur Debatte steht.

Es sei hier aber eindeutig darauf hingewiesen, daß bei jedem Verdacht auf eine intrakranielle Drucksteigerung — eine solche muß bei jedem Bewußtlosen vermutet werden — höchstens 1 bis 2 ccm Hirnwasser entnommen werden dürfen. Diese Menge reicht aus, um die Zellzahl und orientierenden Eiweißreaktionen (Nonne und Pandy) zu bestimmen. Jede darüber hinausgehende Menge birgt die Gefahr der Tonsilleneinklemmung und damit der zentralen Atemlähmung in sich.

Ist der Liquor blutig, wobei eine artefizielle Blutung ausgeschlossen sein muß, so ist damit festgestellt, daß eine mit dem Subarachnoidalraum kommunizierende Blutung besteht. Über die Art und Lokalisation der Blutungsquelle besagt der Liquor natürlich nichts. Ausgelaugte Erythrocyten und eine Xanthochromie des Liquors beweisen, daß die Blutung mindestens einige Tage zurückliegen muß. Bei einer Meningitis sind die Leukocyten vermehrt und evtl. Bakterien zu finden. Ein klarer unauffälliger Liquor beweist aber keinesfalls, daß keine schwere Hirnverletzung vorliegt.

Die *Hirnkammerluftfüllung* in Form der suboccipitalen oder lumbalen Encephalographie ist bei frischen Schädelhirntraumen u. E. nicht zu verantworten, auch wenn, besonders im älteren Schrifttum, dafür plädiert wird. Es müssen dabei mindestens 20 ccm Liquor gegen Luft ausgetauscht werden. Dadurch besteht also wieder zunächst die Gefahr der Tonsilleneinklemmung. Weiterhin ist der diagnostische Gewinn äußerst gering. Zur Beurteilung von Spätschäden nach Schädeltraumen kann die Encephalographie dagegen unentbehrlich sein.

Zur Technik ist zu sagen, daß von jedem Untersucher, der mit der Suboccipitalpunktion nicht bestens vertraut ist, nur der lumbale Zugangsweg gewählt werden sollte. Bei der Untersuchung, die in sitzender Stellung vorgenommen werden muß, ist es wichtig, daß die Lufteinblasung recht langsam vorgenommen wird. Schnellerer Austausch ergibt vielfach nur reine Subarachnoidalfüllungen ohne Darstellung der Hirnkammern. Die Röntgenaufnahmen sind in mindestens vier Lagen (Hinterhaupt, Stirn, rechte und linke Seite aufgelegt) anzufertigen. Nach der Untersuchung soll der Patient wenigstens 24 Std Bettruhe möglichst bei Kopftieflage einhalten. Die unvermeidlichen Kopfschmerzen klingen so erfahrungsgemäß bald ab.

Es sei hier erwähnt, daß von Rentenbewerbern nicht selten vermehrte Dauerkopfschmerzen nach Lumbalpunktion oder Encephalographie geäußert werden. Bei allen Patienten, bei denen keine Rente zur Debatte stand, haben wir dagegen noch nie erlebt, daß über fortbestehende Beschwerden geklagt wurde. Wir müssen somit annehmen, daß es sich bei den geäußerten Dauerschmerzen um Simulationen handelt.

Die Ventrikolographie, also die Hirnkammerluftfüllung nach Punktion beider Seitenventrikel von zwei Bohrlöchern aus, hat in der Diagnostik der Schädelhirntraumen keine berechtigte Indikation mehr, so daß ihre Beschreibung unterbleiben kann. Diese Untersuchungsmethode findet ihre Bedeutung bei gewissen basalen hirnstammnahen Tumoren und einzelnen Hydrocephalusformen.

Ob die jüngeren unblutigen Untersuchungsmethoden, wie die *Elektroencephalographie*, die *Schädelrheographie* und das *Echoimpulsverfahren* in Zukunft eine wesentliche Bedeutung in der Diagnostik der Hirntraumen erlangen werden, läßt sich noch nicht eindeutig absehen. Da ihre Befunde stets unspezifisch sind, dürfte die Aussagefähigkeit während der akuten Phase so begrenzt bleiben, daß sie für eine Indikation zur Operation nicht ausreichen. Der Wert des Elektroencephalogramms (EEG) bei den Krampfleiden ist heute wohl fundiert. Bei weiterer Vereinfachung der Geräte liegt es aber durchaus im Bereich des Möglichen, daß das EEG bei wiederholten Kontrollen gewisse Zustandsänderungen auch des Frischverletzten erkennen läßt.

In der Diagnostik der komplizierenden Folgen gedeckter und teilweise auch offener Schädelhirnverletzungen hat die *cerebrale Angiographie* jetzt eine überragende und entscheidende Stellung eingenommen. Auch die differentialdiagnostisch abzugrenzenden unfallfremden Hirnerkrankungen lassen sich im akuten Stadium nur mit dieser Untersuchungsmethode objektivieren. Es kann keinem Zweifel mehr unterliegen, daß von allen zur Zeit zur Verfügung stehenden Möglichkeiten keine einzige derart sichere differentialdiagnostische Ergebnisse liefert wie die röntgenologische Hirngefäßkontrastdarstellung. Da sie vielfach direkte objektive und nicht lediglich indirekte Befunde zeitigt, dürfte es schwer sein, andere Verfahren mit gleichem oder besserem Effekt zu finden. Wenn die Ergebnisse in der Behandlung der schweren Kopfverletzungen weiterhin gebessert werden sollen, so sehen wir die unabdingbare Voraussetzung darin, daß die Diagnostik in Form häufigerer und schnellerer Durchführung der angiographischen Untersuchung verbessert wird. Es muß das Ziel sein, daß möglichst viele Allgemeinchirurgen, besonders solche mit weiträumigem Hinterland, sich selbst der Angiographie bedienen, damit lange und zeitraubende Transportwege vermieden werden. Daß damit kein unerfüllbarer Wunschtraum ausgesprochen ist und auch unter primitiven Verhältnissen schon brauchbare Resultate erzielt werden können, hat uns kürzlich ein Verletzter mit einem Subduralhämatom deutlich demonstriert, der bei der Einlieferung sein Angiogramm mitbrachte. Es war angefertigt in einem kleinen Landkrankenhause des Münsterlandes von einem praktischen Arzt.

EGAS MONIZ (1927) hat die Carotisangiographie zu einer klinisch brauchbaren Methode entwickelt. Es bleibt das unbestreitbare Verdienst von LÖHR (1936), erstmalig auf die angiographischen Beurteilungsmöglichkeiten bei den Schädelhirntraumen hingewiesen zu haben. Dieses Verdienst wird erst jetzt allmählich in seiner ganzen Ausdehnung überblickbar.

Zur Technik der Carotisangiographie ergibt sich, daß sie nicht schwieriger ist als z. B. die Femoralisangiographie, die heute in zahlreichen chirurgischen Abteilungen zu einer Routineuntersuchung geworden ist. In vielen Einzelarbeiten (MONIZ 1927; TÖNNIS 1934; OLIVECRONA 1935; LÖHR und JAKOBI 1936; LOMAN und MYERSON 1936; SHIMIDZU 1937; WOLF und SCHALTENBRAND 1937; FISCHER 1938; FISCHER und SUNDER-PLASSMANN 1940; LORENZ 1940; SORGO 1941 u. v. a.) und mehreren monographischen Darstellungen (MONIZ 1940; RIECHERT 1949; KRAYENBÜHL und RICHTER 1952; LINDGREN 1954; KAUTZKY und ZÜLCH (1955); BONNAL und LEGRE (1958) TÖNNIS und SCHIEFER 1959; WEICKMANN 1959; DECKER 1960 u. a.) ist sie beschrieben worden. Die allgemeine Verbreitung erfuhr diese Untersuchungsmethode, als die zunächst übliche operative Freilegung der A. carotis communis durch percutane Punktionsmethoden (SHIMIDZU; LOMAN und MYERSON; WOLF und SCHALTENBRAND) ersetzt wurde. Durch die Fortschritte, die in technischer Hinsicht im letzten Jahrzehnt erzielt werden konnten, ist die Angiographie der Hirngefäße in der Hand des Erfahrenen inzwischen zu einer praktisch gefahrlosen Untersuchungsmethode geworden, wenn auch die technische Durchführung an den verschiedenen Untersuchungsstellen noch unterschiedlich gehandhabt wird. Entscheidend ist lediglich, daß ohne Schädigung des Verletzten verwertbare Angiogramme entstehen, die möglichst mehrere Phasen des Kontrastmitteldurchflusses erfassen. Ob das durch einen Serienangiographen, eine Buchtala-Kassette oder durch handbediente Kassettenwechsler geschieht, ist von nachgeordneter Bedeutung.

Die percutane Punktion der A. carotis läßt sich bei Erwachsenen meist in Lokalanaesthesie durchführen. Bei ängstlichen Kranken machen wir aber immer mehr Gebrauch von der schonenden oberflächlichen Intubationsnarkose unter Benutzung kurzwirkender Muskelrelaxantien. Dadurch sind praktisch alle möglichen Komplikationen von vornherein ausgeschlossen. Bei unruhigen und krampfenden Patienten halten wir die Intubationsnarkose stets für erforderlich. Auch bei frischen Schädelhirntraumen wird zweckmäßigerweise sogleich intubiert, da damit gleichzeitig eine ausreichende Beatmung gewährleistet ist. Von einer reinen intravenösen Barbituratnarkose raten wir unbedingt ab, weil sie bei ausreichender Tiefe zu bedrohlichen Atemstörungen, Blutdrucksteigerungen und Kollapsen führen kann. Lediglich bei Kleinkindern und Säuglingen, bei denen in jedem Falle narkotisiert werden muß, benutzen wir ein Basisnarkoticum mit Zugabe eines gasförmigen Inhalationsnarkosemittels (Lachgas, Cyclopropan, Halothan). Zur Vorbereitung verwenden wir seit längerem nur noch Polamidon und Atropin. Wenn es die Zeit erlaubt, d. h. bei allen nicht dringlichen Angiographien, wird eine Stunde vorher 10 bis 15 mg Polamidon und eine halbe Stunde zuvor 0,5 mg Atropin injiziert. Ist die Angiographie bei frischen Verletzungen umgehend erforderlich, wird bei Bewußtlosen selbstverständlich nur Atropin verabreicht. Von Opiaten und Dolantin sind wir abgekommen, da mehrfach Erbrechen und Kreislaufkollapse beobachtet wurden.

Bei frischen schweren Verletzungen, bei denen nur der geringste Verdacht auf eine Komplikation besteht, ist sozusagen reflektoriseh folgendermaßen vorzugehen: Der Verletzte erhält sofort eine Dauertropfinfusion eines Blutersatzmittels durch eine Spezialkanüle. Gleichzeitig wird Blut entnommen, die Blutgruppe bestimmt und die doppelte Kreuzprobe durchgeführt. In allen Fällen, in denen der Verletzte Atemstörungen aufweist, motorisch unruhig ist oder krampft, wird sogleich intubiert. Es wird soweit sediert, bis die Krämpfe sistieren und die Hyperventilation nachläßt. Nach orientierender Untersuchung wird umgehend arteriographiert. Die dafür erforderlichen zehn bis zwölf Minuten sind auch bei hochakutem Verlauf immer noch übrig, wenn der Verletzte intubiert ist und beatmet wird. Unter der Infusionstherapie kann sich der Kreislauf schon erholen. Während der Angiographie werden die Vorbereitungen im Operationssaal für einen eventuell notwendigen Eingriff getroffen. Bei eingespieltem Personal ist es also durchaus möglich, daß 20 Minuten nach der Einlieferung die Operation beginnt.

Es erhebt sich hier die vielerorts leidliche Frage, wer die Angiographie durchführen und wo sie vorgenommen werden soll.

Wenn KLINGLER (1961) noch einen Fall schildert, daß ein Verletzter ansprechbar ins Röntgeninstitut gefahren wurde und 1½ Std später in tief komatösem Zustand mit allen Zeichen eines intrakraniellen Hämatoms zurückkam, so ist dies als bedauerlich anzusehen. Der Vorgang weist eindringlich darauf hin, daß das frische schwere Schädelhirntrauma nur in die Hand dessen gehört, der operationsbereit ist. Jeder unnütze Weg gefährdet den Patienten durch verlorene Zeit, Erbrechen, Aspiration von Erbrochenem usw. Es kann hier unseres Erachtens keine Kompetenzschwierigkeiten geben. Röntgeneinrichtung und Operationssaal gehören so dicht wie möglich zusammen.

Nicht dringliche Angiographien können dagegen durchaus in einer entsprechend ausgerüsteten konservativen Abteilung oder in einem Röntgeninstitut durchgeführt werden, wenn eine Lokalanaesthesie ausreichend ist. Alle Fälle aber, die Narkose erfordern und die seltenen Gefäßfreilegungen mit der Notwendigkeit sterilen Arbeitens müssen ebenfalls den operativen Fachkliniken oder Abteilungen mit entsprechend ausgebildetem Anaesthesisten vorbehalten bleiben.

Zur Durchführung der Angiographie wird der Patient auf den Rücken gelagert und der Kopf leicht nach dorsal überstreckt. Die A. carotis ist dann gut tastbar. Der Kopf ist zunächst von einer Hilfsperson zu halten. Die Hohlnadel wird dann etwa in der Mitte zwischen Schlüsselbein und Kieferwinkel in die tastbare A. carotis communis eingestochen. Bei schlanken Personen kann auch etwas höher direkt in die A. carotis interna eingegangen werden (diese Arterie liegt lateral, die A. carotis externa medial).

Zur Gefäßpunktion sind verschiedenartige Hohlnadeln mit und ohne Mandrin angegeben. Wohl am leichtesten einzuführen ist die gerade Mandrin-Kanüle von BUCHTALA und GERLACH (1954). Wir selbst benutzen aber lieber kurzgeschliffene Hohlnadeln ohne Mandrin, welche an der Spitze leicht bogenförmig gekrümmt sowie am Ende mit einem Bügel und einem Schlauch versehen sind (Abb. 1). Der Bügel zeigt stets die Richtung der Spitze an. Auf den Schlauch, der mit einem Drehverschluß ausgerüstet ist, kann der Spritzenconus fest aufgesetzt werden. Die gebogene Hohlnadel bevorzugen wir deshalb, weil sie sich besser vorschieben läßt, ohne die Arterienhinterwand auszubuchten (Abb. 2a) oder gar zu berühren. Für den Geübten ist es meist kein Problem, diese Nadeln einzustechen, ohne die Gefäßhinterwand zunächst zu perforieren, was bei geraden Kanülen meist geschieht. Die Nadel liegt erst dann einwandfrei, wenn sie mindestens 0,5 cm vorgeschoben ist und pulssynchron arterielles Blut austritt. Der rhythmische Blutaustritt ist allein nicht beweisend, da die Hohlnadel noch in der Gefäßwand liegen kann (Abb. 2b). In dieser Lage vermag der intraarterielle Druck das Blut sowohl aus der Nadel heraus als auch in das periarterielle Gewebe hineinzudrücken. Am Kontrastmittelparavasat und dem auftretenden Hämatom läßt sich das leicht nachweisen. Derartige Injektionen sollte man vermeiden, auch wenn die modernen Kontrastmittel keine besonderen Gewebsreaktionen bewirken. Ein Spasmus der Carotis resultiert aber häufig.

Die Stärke der Kanüle braucht im allgemeinen 1,2 mm nicht zu überschreiten. Die 1,2-mm-Hohlnadel läßt bei kräftigem Druck gerade soviel Kontrastmittel

(10 ml 60%iges Urografin in 3,4 Sek) durchfließen, daß ein ausreichender Kontrast gewährleistet ist. Lediglich bei beschleunigter Blutzirkulation (z. B. bei arteriovenösen Fisteln) ist eine 1,5-mm-Kanüle zweckmäßig, wie sie zur Femoralisangiographie Verwendung findet. Bei Kleinkindern und Säuglingen genügt eine Nadel von 1 mm.

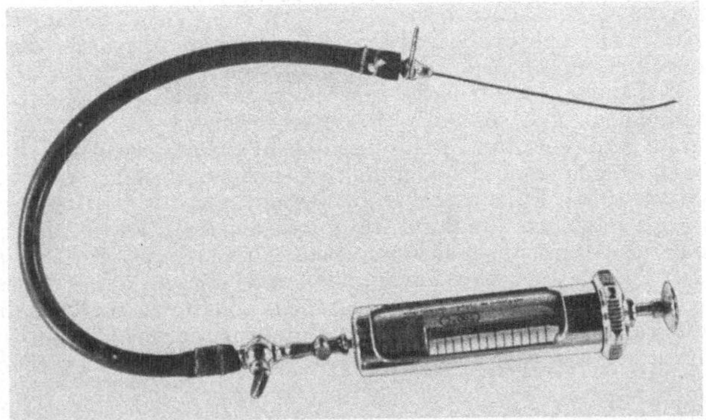

Abb. 1. Die von uns zur Angiographie benutzte Hohlnadel mit leichter Biegung ohne Mandrin. Der Bügel zeigt die Richtung der Kanüle. Der Schlauch mit dem Drehverschluß ist fest mit der Nadel verbunden

Die gut liegende Hohlnadel ist durch langsames Nachspritzen physiologischer Kochsalzlösung und zwischenzeitlichem Verschluß leicht durchgängig zu halten. Von den geringen intraarteriellen Flüssigkeitszufuhren haben wir auch bei bestehendem Hirnödem keinen Nachteil gesehen. Eine Thrombenbildung ist nach unserer Erfahrung nicht zu befürchten. Die im Anschluß an eine Carotisangio-

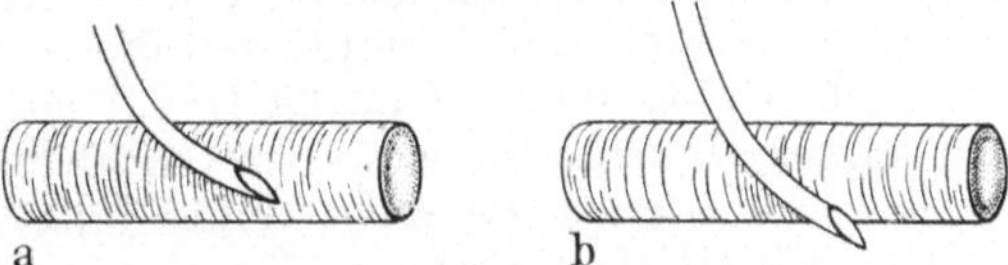

Abb. 2. a Gute Lage der Kanüle in der Arterie. b Bei Lage der Nadel in der Gefäßwand tritt das Blut sowohl nach außen als auch in das periarterielle Gewebe hinein. Eine solche Lage ist zu vermeiden

graphie vereinzelt beobachteten Thrombosen (KRAYENBÜHL 1937; FALLS, BASSET und LAMBERTS 1951; FONTAINE und DANY 1952; DIETHELM und DONTENWILL 1953; KAESER und THOMAS 1954; ALBRECHT 1955; CRAWFORD 1956; MÜLLER 1958; WENDE und SCHULZE 1961) dürften artefiziell bedingt bzw. auf eine bereits bestehende spontane Thrombose zurückzuführen sein. Wir selbst haben jedenfalls eine solche nicht erlebt. Auch TÖNNIS und SCHIEFER (1959) sahen keine Carotisthrombosen im Anschluß an Angiographien. Zu beachten ist selbstverständlich, daß keine Luft in die Arterie insuffliert wird. Bei der Injektion des Kontrastmittels durch die empfindende Hand, die jeder maschinellen Bedienung überlegen ist, läßt sich eine Luftembolie stets sicher vermeiden. Von einer sachgerechten Durchführung der Angiographie kann natürlich nicht mehr gesprochen werden, wenn 28 Einstichstellen nach einer Gefäßpunktion gefunden werden (ELTZE 1963).

Im Schrifttum wird immer noch über Komplikationen der Angiographie durch das verwendete Kontrastmittel berichtet. Wir haben dazu lediglich zu sagen, daß wir seit der Einführung des Urografin im Jahre 1955 keine Überempfindlichkeitsreaktion mehr erlebt haben. Bei intravenösen Pyelographien wurden solche vereinzelt beobachtet, nicht aber bei intraarterieller Applikation. Wir müssen dieses Kontrastmittel in 60%iger Lösung als das zur Zeit optimale ansehen. Eine höhere

Konzentration (76%) ist nicht zweckmäßig und auch nicht erforderlich. Unsere eigenen Erfahrungen stützen sich jetzt auf über 5000 cerebrale Angiographien mit Urografin. Wir erlebten dabei insgesamt lediglich drei temporäre Hemiparesen. Es handelt sich jedesmal um Träger einer Gefäßmißbildung (Angiom bzw. Aneurysma). Bei sämtlichen Schädelhirnverletzten wurden keine Nachteile beobachtet. Wir sahen dagegen wiederholt eine günstige Beeinflussung des Hirnödems und ein schnelles Erwachen bei Commotionen. Auch wurde in vielen Fällen eine Besserung der Kopfschmerzen angegeben. Das Urografin gehört in die Reihe der trijodierten Kontrastmittel (Gemisch des Natrium- und Methylglucaminsalzes der N,N'-Diacethyl-3,5-diamino-2,4,6-trijodbenzoesäure) und zeichnet sich durch belanglose Kreislaufwirkungen und cerebrale Reizerscheinungen aus. Bioelektrische Veränderungen im EEG sind im Anschluß an die Angiographie praktisch nur dann zu erwarten, wenn bereits eine Schädigung des Hirngefäßsystems vorliegt (SCHIEFER und STEINMANN 1958). Einen wesentlichen Gradmesser für die Brauchbarkeit eines Kontrastmittels erblicken wir darin, ob durch die Injektion in die A. carotis ein Krampfanfall provoziert werden kann. Beim Urografin ist ein solcher nicht zu erwarten. Das zwar lästige, aber nur kurzdauernde Hitzegefühl, welches dem heute nicht mehr zu verantwortenden Thorotrast nicht anhaftete, ist allen gebräuchlichen Kontrastmitteln eigen und wird von den Untersuchten nicht signifikant beurteilt (RUPPRECHT und SCHERZER 1963). In Narkose oder im Koma spielt es gar keine Rolle.

Da wir Überempfindlichkeitsreaktionen nicht beobachteten, sind wir seit Jahren von den Vorproben ganz abgekommen. Sollte einmal eine Idiosynkrasie auftreten, was aber nicht zu erwarten ist, so stellt die sofortige Intubationsnarkose die beste Therapie dar.

Da die cerebrale Angiographie bei sachgerechter Durchführung als praktisch gefahrlos anzusehen ist und es keine andere Untersuchungsmethode gibt, die so eindeutige differentialdiagnostische Ergebnisse erzielen läßt, kann und muß die Indikation dazu sehr weit gestellt werden. Entgegen immer noch zu findender gegenteiliger Meinungen sind wir der Auffassung und haben es wiederholt betont, daß die Angiographie der Operation voranzugehen hat. Wenn KRAMER (1963) noch vor kurzem erklärte, daß ein letztes Unbehagen, schwerste Schädelhirntraumen zu angiographieren, immer wieder überwunden werden muß, so können wir dazu nur sagen, daß wir dieses Unbehagen längst überwunden haben. Wer eine Carotisangiographie nicht zu überstehen imstande ist, der vermag auch keinen operativen Eingriff zu überleben. Es kann nur als erfreulich angesehen werden, daß der aktive Standpunkt hinsichtlich der arteriographischen Untersuchungen in den letzten Jahren weitere Anhänger gefunden hat (SUGAR 1954; TÖNNIS 1959, 1963; LOEW und WÜSTNER 1960; FROWEIN 1963; PENZHOLZ 1963 u. a.). Zu wünschen bleibt, daß auch die letzten Gegenstimmen verklingen werden.

Eine Kontraindikation zur cerebralen Angiographie vermögen wir lediglich in einem schlechten Allgemeinzustand (nicht beeinflußbarer Kreislaufkollaps, schwere Herzdekompensation, allgemeiner Marasmus, fortgeschrittener M. Basedow) zu erblicken, wenn deswegen eine operative Therapie von vornherein ausscheidet. Weder das junge noch das hohe Alter bilden ein Gegenargument. Auch Hypertoniker und gravide Frauen überstehen die Angiographie erstaunlich gut.

Nur bei breitester Anwendung der angiographischen Untersuchungen ist ein optimaler Behandlungseffekt bei den Verletzten zu erzielen.

Es muß als bedauerlich angesehen werden, wenn z. B. im Obduktionsgut eines gerichtsmedizinischen Institutes (MÜLLER 1963) von 72 epiduralen Hämatomen nur 14mal die Diagnose klinisch gestellt war. Diese neuere Angabe entspricht also mit nur 20% Erfaßten noch einer älteren Statistik (JAMES und TURNER 1951) und zeigt eindringlich, wo die Hebel anzusetzen sind. Unsere Institute für Pathologie und gerichtliche Medizin haben dagegen in den letzten Jahren aus dem eigenen Krankengut keinen derartigen Fall zur Obduktion bekommen. Es kann dies nur darauf zurückzuführen sein, daß bei jedem Verletzten mit geringstem Verdacht auf eine Komplikation die Angiographie durchgeführt wurde.

Zu der in jüngster Zeit empfohlenen gleichzeitigen *bilateralen Carotis-angiographie* (MUNSLOW 1961, CAMPICHE 1963) haben wir uns bisher nicht entschließen können, auch wenn mehrere hundert derartige Untersuchungen ohne Zwischenfälle oder Komplikationen durchgeführt wurden. In gewissen Fällen ist diese Methode zwar verlockend. Eine Notwendigkeit besteht dazu aber nicht. Wir halten es doch für zweckmäßiger, die doppelseitige Angiographie hintereinander durchzuführen. Bei den frischen Hirnverletzten ergibt sich die Indikation wegen einer uncharakteristischen oder gar irreführenden Symptomatologie gar nicht selten. Auch von der beiderseitigen Angiographie in einer Sitzung haben wir keine Komplikationen gesehen.

Die röntgenologische Kontrastdarstellung der Gefäße der hinteren Schädelgrube hat in der Diagnostik der Traumafolgen eine nachgeordnete Bedeutung. Da sowohl die Technik als auch die Beurteilung der Röntgenbilder eine wesentlich größere Erfahrung erfordern als die Carotisangiographie, dürfte die Vertebralisangiographie für den Allgemeinchirurgen kaum jemals eine Bedeutung erlangen, sondern wenigen Spezialabteilungen vorbehalten bleiben. Auf eine Beschreibung soll deswegen hier verzichtet werden.

E. Eigenes Krankengut

Die Grundlagen dieser Ausführungen stützen sich auf die Erfahrungen an einem Krankengut von 1910 Schädeltraumen, die im letzten Jahrzehnt stationär behandelt wurden. In dieser Zahl sind nicht die leichteren Fälle enthalten, die nach ambulanter Versorgung nach Hause entlassen werden konnten oder in ein anderes Krankenhaus verlegt wurden. Auch diejenigen Verunglückten, bei denen die Verletzungen der Augen, des HNO-Gebietes oder Kieferfrakturen im Vordergrund standen und eine Verlegung in die entsprechende Fachklinik nach poliklinischer Untersuchung und Behandlung erfolgte, sind nicht mit erfaßt.

Die Ursachen der Verletzungen bei den 1910 stationär behandelten Pat. sind in der Tabelle 1 wiedergegeben. Der auffällig hohe Anteil der Verkehrsunfälle mit 62%, der den allgemeinen Durchschnitt in der Bundesrepublik überschreitet, sowie die relativ geringe Zahl der Berufsunfälle liegt darin begründet, daß das Einzugsgebiet verhältnismäßig wenig „gefährdete" Industrien aufweist. Die Textilindustrie dominiert. Die sogenannten Wegeunfälle sind ihrer Eigenart entsprechend den Verkehrsunfällen beigerechnet. Die auffällig hohe Zahl von Schußverletzungen findet ihre Erklärung darin, daß es sich um ein ausgewähltes Krankengut handelt.

Von den 1910 Verletzten waren 1453 männlichen und 457 weiblichen Geschlechtes. Das entspricht mit 76,1% zu 23,9% dem allgemeinen Durchschnitt. Kinder bis zu 14 Jahren sind mit 321 oder 16,8% beteiligt. Diese Zahl ist auffällig groß und doppelt so hoch wie der Bundesdurchschnitt, der bei 8% liegt. 15 Verletzte hatten das erste Lebensjahr noch nicht vollendet, befanden sich also noch im Säuglingsalter.

Tabelle 1. *Ursachen der Schädelhirntraumen bei 1910 Verletzten*

Verkehrsunfälle	1172
Häusliche Unfälle	240
Berufsunfälle	189
Spiel- und Sportunfälle	126
Schußverletzungen	89
Schlägerei und Überfall	44
Suicid	12
Sonstige Ursachen (Sturz auf ebener Erde, Sturz aus größerer Höhe, herabfallende Gegenstände, epileptischer Anfall usw.)	38
	1910

Die Alterskurve (Abb. 3) läßt eindeutig zwei Gipfel erkennen. Der erste liegt bei fünf Jahren, der zweite bei 20 Jahren. Ein dritter kleinerer Gipfel ergibt sich dann noch bei 53jährigen. Diese Kurve weist auf die besonders gefährdeten Altersklassen hin. Der älteste Verletzte war 85 Jahre alt.

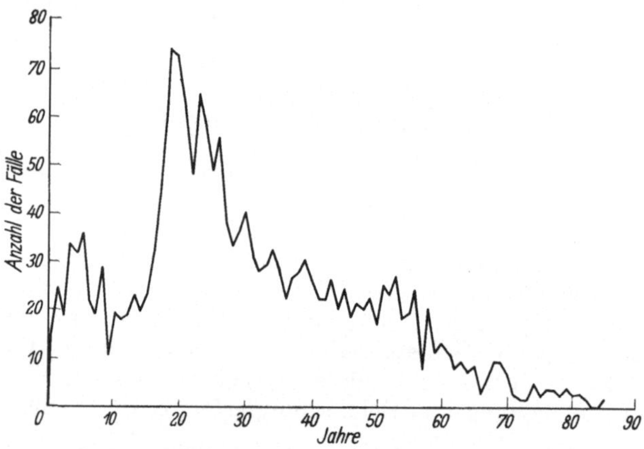

Abb. 3. Alterskurve der Verletzten

Die Schwere der Verletzungen, die eben durch das ausgewählte Patientengut bedingt ist, zeigt sich darin, daß bei den 1910 Verletzten 928mal eine Schädelfraktur nachgewiesen werden konnte. Darunter fanden sich 221 Impressionsfrakturen. 40 gingen mit einer Liquorfistel einher. Die Diagnose einer Commotio cerebri wurde 944mal und einer Contusio 445mal gestellt. Intrakranielle Hämatome fanden sich in 269 Fällen. Die übrigen Traumafolgen werden in den einzelnen Abschnitten näher beschrieben. Kombinationen mit schweren Verletzungen anderer

Körperteile (Mehrfachverletzungen) fanden sich 129mal. 240 Schädeltraumen hatten einen letalen Ausgang. Das sind 13% der stationär behandelten Verletzten mit Kopfunfällen. Dieser sehr hohe Prozentsatz ist selbstverständlich ebenfalls darauf zurückzuführen, daß das Krankengut ausgewählt ist. Gögler (1962), dessen Statistik eine repräsentative Gültigkeit haben dürfte, stellte dagegen fest, daß die Mortalität bei 3517 Schädeltraumen nach Verkehrsunfällen 5,4% betrug. Diese Zahl dürfte dem allgemeinen Durchschnitt nahekommen. Todesursache Nr. 1 bei den Verkehrsunfällen sind mit 70,3% nach Gögler die Kopfverletzungen.

F. Erste Maßnahmen bei frischen Verletzungen
I. Isolierte Kopfverletzungen

Die erste Behandlung frischer Kopfverletzter am Unfallort obliegt überwiegend dem praktischen Arzt. Den speziell ausgebildeten Facharzt mit einem Unfallwagen oder gar mit einem Klinomobil an die Unfallstelle zu bringen, bleibt in der breiten Praxis vorerst sicherlich Ausnahmefällen vorbehalten. Auch wenn jeder Arzt heute in seinem Auto einen Koffer für die erste Hilfe mitführen sollte, um bei zufällig begegnenden Unfällen eingreifen zu können, so ist der Chirurg in seiner Tätigkeit doch weitestgehend an seine Klinik oder sein Krankenhaus gebunden.

In dicht besiedelten Gebieten, wie es z. B. das gesamte Land Nordrhein-Westfalen darstellt, dürfte der Transport des Verletzten in ein Hospital kaum je Schwierigkeiten bereiten, wenn das Transportwesen entsprechend organisiert ist. Wie Herzog (1963) festgestellt hat, ist in Nordrhein-Westfalen von jedem Punkt aus innerhalb einer Luftlinie von 9 km eine chirurgische Fachabteilung zu erreichen.

Über die *Erste Hilfe am Unfallort* ist in den letzten Jahren vielfach berichtet worden. Es seien deshalb lediglich einige wesentliche Hinweise wiederholt. Das Schicksal zahlreicher Kopfverletzter hängt zweifellos davon ab, ob innerhalb der ersten 15 bis 30 Min. die entscheidend wichtigen Allgemeinmaßnahmen getroffen werden oder nicht (Tönnis und Frowein 1959). Gelingt es nicht, dem Hirn die erforderlichen Sauerstoff- und Nährstoffmengen rechtzeitig zuzuführen, so ist die Prognose der schweren Hirntraumen stets dubiös, da sich zu den primären Hirntraumen noch die sekundären hypoxydotischen Schäden hinzugesellen. Atem- und Kreislauffunktion bilden also entscheidende Faktoren.

Am Unfallort und auch auf dem Transport ist jeder bewußtlose Verletzte auf die Seite oder auf den Bauch zu legen. Die oberen Luftwege sind durch Entfernung von Fremdkörpern, Zahnprothesen, Blutgerinnsel und Erbrochenem freizumachen. Die Einführung eines Tubus (naso- bzw. oropharyngeal) vermag eine erneute mechanische Verlegung zu verhindern. Herabgesetzte Atemtätigkeit macht eine Sauerstoffzufuhr zweckmäßig. Bei einer isolierten Schädelhirnverletzung ohne größeren Blutverlust ist eine Blutersatztherapie meist überflüssig.

Zum Transport des Verletzten ist immer wieder darauf hinzuweisen, daß die Autofahrt zwar zügig gestaltet werden kann. Die Fahrer des Wagens haben aber jegliche stärkere Beschleunigungen und Bremsungen zu unterlassen und auf Straßen mit Querrinnen oder Schlaglöchern unbedingt langsam zu fahren. Longitudinale Schwankungen beeinflussen den Kreislauf des Schwerverletzten ungünstig, vertikale Schwingungen erregen den Vestibularis und erzeugen häufig Erbrechen (FRIEDHOFF und HOFFMANN 1959). Diese ungünstigen transportbedingten Faktoren vermögen also, dem Verletzten mehr Schaden zuzufügen, als ein kurzer Zeitgewinn Nutzen einbringen kann.

Verletzte mit einer offenen Hirnverletzung ohne Bewußtlosigkeit sind am Unfallort lediglich mit einem sterilen Kopfverband zu behandeln. Jedes Manipulieren im Wundgebiet hat zu unterbleiben. Der Versuch, mit unzulänglichen Mitteln Blutungen zu stillen oder prolabiertes Hirngewebe zu versorgen, ist meist von vornherein zum Scheitern verurteilt.

Ist der Verletzte in die nächstgelegene chirurgische Fachabteilung transferiert, sollte sofort eine *orientierende Untersuchung* durchgeführt werden, bei der die Beurteilung der Atemtätigkeit, des Kreislaufes und der Bewußtseinsstörungen im Vordergrund steht. Bei unzureichender Atmung wird zweckmäßigerweise bei Bewußtlosen sogleich ein Endotrachealtubus eingeführt. Derselbe kann bis zu 24 Std liegen bleiben. Darüber hinaus muß tracheotomiert werden.

Über den Wert der rechtzeitigen *Tracheotomie* besteht inzwischen weitgehende Einigkeit. Nur durch eine Trachealkanüle lassen sich optimale Bedingungen hinsichtlich der Beatmung und der Toilette von Trachea und Bronchien schaffen. Die Durchführung der Tracheotomie erfordert lediglich ausreichende anatomische Kenntnisse und gute chirurgische Technik. Ob man die obere oder untere Tracheotomie wählt, ist u. E. belanglos. Wir halten es für entscheidend wichtig, daß die Kanüle ausreichend dick gewählt wird. Sie soll der Trachealwand möglichst anliegen. Zu dünne und zu lange Kanülen dürften die Ursache für die mehrfach beschriebenen Dekubitalulcera und Knorpelringskeletierungen (z. B. ELTZE 1963) abgeben. Selbstverständlich hat die Blutstillung im gut durchbluteten Halsgebiet exakt zu erfolgen, da sonst Sickerblutungen mit Blutaspiration eintreten können. Bei unseren eigenen Tracheotomierten, die überlebt haben, stellten wir in keinem Falle Spätschäden fest. Nach Entfernung der Kanüle war die Wunde stets unter Hinterlassung unbedeutender Narben innerhalb von ein bis zwei Wochen abgeheilt.

Bei den Hirnverletzten sollte heute nicht mehr von Atemstörungen schlechthin gesprochen werden. Es ist zumindest darauf zu achten, ob eine *Hypo- oder Hyperventilation* vorliegt. FROWEIN (1963) hat in einer übersichtlichen Schrift noch weitere Atemformen klassifiziert (unregelmäßig-normale, stark unregelmäßige, periodische, wogende, Seufzeratmung, regelmäßige Atmung und Schnappatmung). Überraschend ist dabei, daß die unauffällige regelmäßige Atmung häufig ein Zeichen einer sehr allgemeinen Hirnschädigung darstellt und Vorläufer eines plötzlichen Atemstillstandes ist. Die normale Atmung des Hirnverletzten ist eben unregelmäßig. FROWEIN führt die so gefährliche regelmäßige Atmung darauf zurück, daß die autonom-automatischen Schrittmacher der Atmung im caudalen Hirnstamm noch intakt sind, während die von höheren Hirnabschnitten zufließenden „modulierenden Impulse" ausgefallen sind.

Wenn die Atemtätigkeit durch Hyperventilation unökonomisch wird, so sind Analeptica und Sauerstoffgaben direkt kontraindiziert, da sie die Gefahr schwerer Störungen des Blutchemismus und der Hirndurchblutung nur vermehren. Narkotica und Sedativa sind hier nicht nur erlaubt, sondern sogar zwingend erforderlich.

Das nächste Augenmerk des bewußtlosen Verletzten hat dem *Kreislaufverhalten* zu gelten. Die Palpation der peripheren Pulse und die Blutdruckmessung ergeben wichtige Hinweise.

Es ist hier zunächst festzustellen, daß die überwiegende Mehrzahl der isolierten Schädeltraumen, und zwar sowohl der offenen als auch der geschlossenen Verletzungen, keine wesentlichen längerdauernden Wirkungen auf den allgemeinen Kreislauf hat. Eine Bradykardie weist unbedingt auf eine intrakranielle Drucksteigerung hin und gibt uns Veranlassung, in jedem Falle sogleich eine angiographische Klärung der Ursache herbeizuführen. Eine Commotio oder eine Rindenkontusion allein haben keine längeren Beeinflussungen auf den Blutdruck und die Pulsqualität. Erst im Stadium des massiven Hirndruckes stellen sich die Zeichen eines Kreislaufversagens ein. Ein Schockzustand mit kleinem, frequentem, kaum fühlbarem Puls und kaum meßbarem Blutdruck ist praktisch nie auf das Schädeltrauma, sondern auf einen Blutverlust zurückzuführen. Die Ausnahmen sind sicher selten. Jeder manifeste Schock gibt also Veranlassung, nach weiteren Verletzungen zu fahnden (s. nächsten Abschnitt). Häufiger begegnet uns schon im akuten Stadium eine sogenannte Kreislaufzentralisation. Dieselbe zeichnet sich durch ausreichende Blutdruckhöhe bei enger Amplitude und beschleunigter Pulsfrequenz mit blasser kühler Haut aus. Sie ist mit sofortiger Kreislaufauffüllung durch Blutersatzstoffe oder Blut und ganglioplegischen Mitteln meist gut zu beeinflussen.

Neben der Beobachtung von Atemtätigkeit und Kreislaufverhalten kommt dem aufmerksamen Verfolgen der *Bewußtseinsstörungen* eine überragende Bedeutung zu. Eine Aufhellung zeigt stets eine Besserung des Zustandes an. Eine Zunahme der Bewußtseinstrübung deutet in jedem Falle auf eine Komplikation hin. Auf die verschiedenen Möglichkeiten soll in den einzelnen speziellen Kapiteln hingewiesen werden. Motorische Unruhezustände, generalisierte Krampfanfälle und Streckkrämpfe sind, falls sie nicht auf eine Hypoxydose zurückzuführen sind, durch Sedativa und evtl. durch Narkose zu beseitigen. Jeder Krampfanfall kann zu einem Status epilepticus führen, aus dem der Pat. schließlich nicht mehr erwacht. Er muß deshalb rechtzeitig durchbrochen werden (intravenöse Barbituratnarkose mit gleichzeitiger Sauerstoffzufuhr).

Zur längerdauernden Sedierung hat sich uns ein altes und lange bekanntes Schlafmittel besonders bewährt, welches sich durch Zuverlässigkeit und geringe Toxicität auszeichnet. Es ist der Paraldehyd. Dieses Mittel kann ohne Gefährdung über längere Zeit verabreicht werden. Um den gewünschten Effekt einer ausreichenden Ruhigstellung zu erzielen, ist allerdings eine wesentlich höhere als die offizinelle Dosierung erforderlich. Der Paraldehyd in Form des Paraldehyd. pur. muß mindestens mit 15 bis 20 g pro Tag bei Erwachsenen verabreicht werden. Vielfach sind auch 25 g, die unbedenklich gegeben werden können, erforderlich. Die Applikation hat bei Bewußtlosen entweder durch rectales Klysma oder durch eine Magensonde zu erfolgen. Nimmt ein Patient aber Flüssigkeiten zu sich, so kann das Mittel auch in Fruchtsäften gegeben werden. Ein Geschmackskorrigens wird jedenfalls meist erforderlich sein. Unter diesen Applikationsarten hat sich uns der Paraldehyd bestens bewährt. Medikamentös bedingte Unruhezustände, wie sie nach mehrfachen Barbituratgaben gehäuft vorkommen, wurden nicht beobachtet.

Es sei schon an dieser Stelle darauf hingewiesen, daß kurz nach dem Trauma auftretende *Streckkrämpfe* durchaus nicht in jedem Falle auf einer Hirnstammkontusion beruhen und eine infauste Prognose haben, wie es in Lehrbüchern vielfach beschrieben steht. Wir kennen bereits etliche akute raumfordernde Hämatome, die nur Streckkrämpfe zeigten, so daß wir auch darin eine Indikation zur sofortigen angiographischen Klärung sehen. Generalisierte Krampfanfälle gibt es bei allen traumatischen Hirnschäden. Sie bedürfen deshalb der ursächlichen Klärung.

Nachdem sich der Aufnahmearzt im Krankenhaus vom Zustand der Atemtätigkeit, des Kreislaufverhaltens und der Bewußtseinsstörungen informiert und die entsprechenden Maßnahmen bei den Verletzten mit gedeckten Schädeltraumen getroffen hat, erfolgen die weiteren detaillierten Untersuchungen. Röntgenleeraufnahmen in mehreren Ebenen sollten in keinem Falle unterlassen bleiben und schon angefertigt werden, bevor der Verletzte mit dem Bett zur Station gebracht wird. Auf der Station hat dann eine laufende Kontrolle des Blutdruckes, der Pulsfrequenz und der Atmung zu erfolgen, und zwar zunächst in mindestens 20minütigen Abständen. Sämtliche Befunde sind schriftlich zu fixieren.

Die offenen Hirnverletzungen mit Hirnbreiausfluß und die Weichteilverletzungen bedürfen selbstverständlich umgehend einer operativen Versorgung, sobald es der Allgemeinzustand des Pat. erlaubt (s. die entsprechenden Abschnitte).

Bei jedem bewußtlos eingelieferten Hirnverletzten ist stets auch daran zu denken und danach **zu fahnden**, ob der Unfall möglicherweise nur die Folge eines *anderen Grundleidens* gewesen ist. Dies gilt insbesondere für alle Verletzten, die bewußtlos aufgefunden wurden und bei denen keine Augenzeugen über den Unfallvorgang existieren. Ebenso trifft dies bei Verkehrsunfällen zu, die ohne ersichtlichen Grund verursacht wurden. Es gibt eben zahlreiche Ursachen für ein apoplektiformes Geschehen auf dem Boden unfallunabhängiger Leiden, wie spontane Hirnblutungen, Herzinfarkt, diabetisches Koma, hypoglykämischer Schock usw. Das Lebensalter des Verletzten ist dabei durchaus nicht ausschlaggebend, da schon Kinder von akuten cerebralen Geschehen betroffen werden.

II. Das Schädeltrauma im Rahmen mehrfacher Körperverletzungen

Zahlreiche Kopfverletzte erleiden bei ihrem Unfall nicht nur ein Schädelhirntrauma, sondern gleichzeitig eine Verletzung anderer Körperteile.

GÖGLER (1962) errechnete die Mehrfachverletzungen bei Verkehrsunfällen mit 41,8% und bei allen sonstigen Unfällen mit 27,2%, was einer Gesamtsumme von 36,6% gleichkam. Im eigenen Krankengut waren es 32%. (Unter 928 Schädelbrüchen allein 48 schwere Thoraxverletzungen und 81 Extremitätenfrakturen). Das bedeutet also, daß jeder dritte wegen eines Schädelhirntraumas Eingelieferte auch noch mindestens eine weitere Verletzung erlitten hat. Diese Nebenverletzungen können durchaus als Todesursache konkurrieren.

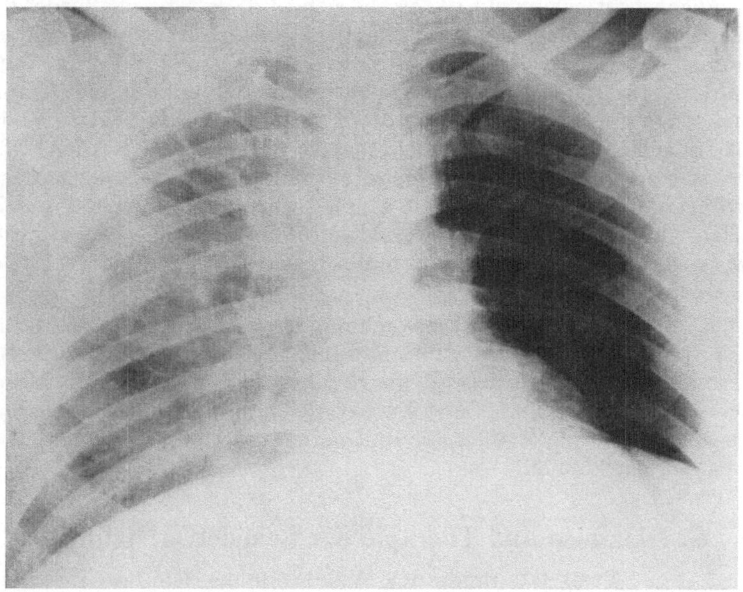

Abb. 4. 40jähriger Verletzter mit offenem frontalem Schädelhirntrauma nach Granatsplitterverwundung auf einem Schießplatz. Der Patient war voll ansprechbar, blieb aber trotz der üblichen Therapie schwer schockiert. Die Lungenübersicht mit kleinem Splitter im rechten Oberfeld und Hämatothorax klärte die Ursache. Nach Pleuradrainage war der Schock behoben

Die Aufnahmeuntersuchung hat sich also auch auf die Erkennung anderer lebensbedrohlicher Verletzungen zu erstrecken. Deshalb muß der gesamte Körper sorgfältig untersucht werden. Stets ist daran zu denken, daß die Halswirbelsäule verletzt sein kann, da deren Läsionen nicht selten mit Kopfverletzungen kombiniert sind. Schwerere Thoraxtraumen (Abb. 4) sind immer gefährlich und häufig die Ursache des Schocks. Größere Blutverluste können durch Rupturen parenchymatöser Organe (Leber, Milz, Niere) bedingt sein. Das retroperitoneale Bindegewebe vermag große Blutmengen aufzunehmen. Dasselbe gilt von der Extremitätenmuskulatur bei geschlossenen Frakturen. Arme und Beine sind diesbezüglich zu inspizieren.

Als grobe Faustregel, die zwar Ausnahmen zuläßt, mag gelten, daß Störungen der Atmung bei freien Atemwegen *zentral* bedingt sind oder auf einem *Pneumothorax* beruhen. Die Ursache eines Schocks mit den entsprechenden Kreislaufstörungen ist aber praktisch stets extracerebral zu suchen und meist durch einen Blutverlust bedingt. Wir können KLINGLER (1961) nur zustimmen, daß die Diagnose eines „cerebralen Schocks" zwar oft gestellt wird, sich in der Erfahrung aber immer als falsch erweist. Wenn sich also ein Hirnverletzter nach Infusion von etwa 500 bis 1000 ml einer Blutersatzflüssigkeit kreislaufmäßig nicht alsbald erholt, so muß die Ursache anderweitig gesucht werden, falls der Verletzte nicht agonal ist.

Hinsichtlich der Frage, welche Verletzungsfolge bei Mehrfachverletzten zunächst zu behandeln ist, ergibt sich also, daß die im Vordergrund stehenden Störungen als erste möglichst ursächlich anzugehen sind. Dominieren die zentralen Atemstörungen, so ist umgehend durch Angiographie zu klären, ob eine therapeutisch beeinflußbare intrakranielle Drucksteigerung vorliegt. Liegen die Kreislaufverhältnisse darnieder, so muß zunächst die übliche Schocktherapie durchgeführt werden. Offene Hirnverletzungen mit Hirnbreiausfluß sind stets dringlich. Massive Blutungen in die Körperhöhlen müssen ebenfalls umgehend beseitigt werden, da sie den Schockzustand weiter unterhalten. Ein schlechter Kreislauf aber verstärkt den traumatischen Hirnschaden durch Hypoxie und Ödembegünstigung.

Die laufende Patientenüberwachung nach Beseitigung der Störungen primärer lebenswichtiger Funktionen hat einen doppelten Sinn, indem durch kontinuierliche Registrierung des Pulses und Blutdruckes sowie der Atmung und Bewußtseinslage sowohl die komplizierenden Hirnschädigungsfolgen als auch Blutungen außerhalb der Schädelhöhle erfaßt werden können.

G. Diagnose und Therapie der Schädelverletzungen

I. Verletzungen der Weichteile des Kopfes

Die Versorgung von Verletzungen der Kopfschwarte gehört zur täglichen Routinearbeit jedes Chirurgen. Am häufigsten handelt es sich um Rißquetschwunden. Aber auch groteskere Ablederungen sind nicht ganz selten. Im Vordergrund steht bei jeder Weichteilverletzung des Kopfes die Blutstillung der stark vascularisierten Kopfschwarte und die Bedeckung der Kalotte mit Weichteilen. Liegt der Schädelknochen längere Zeit frei, droht immer eine Osteomyelitis mit Sequestrierung.

Vor jeder Wundversorgung am Kopf sind stets Röntgenaufnahmen anzufertigen, da sich in jedem Fall eine Fraktur oder Impression darunter verbergen kann. Dann sind die Haare in ausreichender Weite um das Wundgebiet herum zu rasieren.

Bei der Versorgung von Kopfschwartenverletzungen sollen alle Gewebe, die noch durchblutet sind und überleben können, erhalten bleiben (DINGMANN 1958). Völlig herausgerissene Hautstücke ohne Durchblutung müssen allerdings entfernt werden, da sie sich zur freien Transplantation nicht eignen. Die Wundrandausschneidung kann wegen der guten Durchblutung recht sparsam gehalten werden. Zur Blutstillung lassen sich die üblichen Ligaturen lediglich für die A. temporalis superficialis und ihre größeren Äste anwenden. Alle anderen Gefäße liegen in derart straffem Gewebe, daß sie mit einem Faden nicht zu fassen sind. Die Benutzung der Elektroverschorfung ist zwar möglich, aber meist überflüssig. Die beste Blutstillung der Kopfhaut wird durch die Naht der Wunde erreicht. Größere Wunden werden zweckmäßigerweise zweischichtig durch Naht der Galea und der Haut verschlossen. Kleinere Wunden können einschichtig genäht werden, wobei aber die Galea durchgreifend mitzuerfassen ist, um auch deren Gefäße zu stillen. Bei jeder größeren Wunde — als solche sehen wir alle an, zu deren Verschluß mehr als drei Fäden erforderlich sind — halten wir es für unbedingt notwendig, daß für zwei Tage eine Drainage durch Gegenincision angelegt wird. Nur so läßt sich erreichen, daß jegliches Wundsekret abfließen kann und damit den Bakterien der Nährboden entzogen wird. Sekundäre Wundheilungen werden dann eine Seltenheit bleiben.

Sind Teile der Kopfhaut verloren gegangen, so ist entweder eine Verschiebeplastik oder eine freie Transplantation durchzuführen. Lassen sich die Hauträder bei einfacher Naht oder bei der Verschiebeplastik nur unter Spannung aneinanderbringen, so ist ein Entlastungsschnitt vorzunehmen und das so entstandene Wundgebiet frei zu transplantieren. Zur Säuberung verschmutzter Wunden benutzen wir vorzugsweise Wasserstoffsuperoxydlösungen. Die Desinfektion geschieht mit der üblichen Jodtinktur. Als Verband legen wir bei größeren Verletzungen stets ein Capistrum an, wobei das Wundgebiet mit alkoholgetränktem Mull bedeckt wird. Kleinere Wunden können auch mit einem Klebeverband versorgt werden.

Bei jeder Wunde am Kopf, und wenn es sich nur um einen Dornstich handelt, ist stets auch an die Möglichkeit einer *Tetanusinfektion* wie bei allen übrigen Körperverletzungen zu denken. Bei allen nicht aktiv immunisierten Verletzten sind die üblichen Maßnahmen durchzuführen. Es kann hier auf die entsprechenden Mitteilungen und Empfehlungen von A. HÜBNER und BÜRKLE DE LA CAMP verwiesen werden. Im eigenen Krankengut finden sich drei Pat. mit manifestem Tetanus nach Kopftraumen. Wir haben davon einen Verletzten mit Holzsplitterperforation der Orbita trotz sofortiger Ausräumung der Augenhöhle nach Einsetzen der ersten klinischen Symptome bei einer Inkubationszeit von sieben Tagen verloren.

Eine besondere Stellung nehmen die tieferen *Verbrennungen*, insbesondere die *Elektroverbrennungen* an der Kopfhaut ein. Das Ausmaß der entstehenden Nekrosen ist hier nicht sogleich abzusehen. Wenn die Demarkierung sich abzeichnet, ist die verbrannte Haut im Gesunden zu resezieren und der Defekt plastisch zu decken. Bei elektrothermischen Verletzungen wird nicht selten auch der Schädelknochen umschrieben nekrotisch. Er muß dann mit entfernt werden.

II. Offene Schädel-Hirnverletzungen

1. Kalotteneinbrüche

Findet sich röntgenologisch oder bei der Wundversorgung eine Schädeldachfraktur ohne Dislokation, so kann dieselbe unbeachtet bleiben. Das Augenmerk ist dann nur auf die möglichen intrakraniellen Komplikationen zu richten. Die Kopfschwartenversorgung entspricht derjenigen ohne Fraktur. Auf die besonderen Verhältnisse im Kindesalter soll später eingegangen werden.

Die offenen Schädelimpressionen in Friedenszeiten sind wegen der meist stumpfen Gewalteinwirkungen überwiegend großflächiger. Sie reichen vom markstückgroßen Lochbruch bis zu grotesken Ausmaßen. In Kriegszeiten dominieren dagegen die umschriebenen penetrierenden Impressionen infolge der zahlreichen Schußverletzungen.

Diagnostische Schwierigkeiten bereiten die größeren offenen Impressionsfrakturen meist nicht. Die Röntgenübersichtsaufnahmen zeigen das Ausmaß der Impression regelmäßig an. Tangentialaufnahmen können aber erforderlich sein. Die Röntgenaufnahmen allein lassen aber in vielen Fällen nicht sicher erkennen, ob die harte Hirnhaut mitverletzt ist und damit erst eine echte offene Hirnverletzung vorliegt. Eine genaue operative Revision und Inspektion ist also stets erforderlich. Ein Verschluß der Dura mater ist immer dringlich, da die intakte harte Hirnhaut den sichersten Schutz gegen eine Infektion des Hirns bietet.

Bei unserem heute gut organisierten Krankentransportwesen ist es zur Ausnahme geworden, daß eine offene Hirnverletzung nicht innerhalb der Sechsstundengrenze eingeliefert wird. Darin besteht also der größte Unterschied zu den Kriegsverletzungen, die meist veraltet waren. Bei allen offenen Impressionsfrakturen, die innerhalb der Sechsstundenfrist zur Operation kamen, sind wir in den letzten Jahren dazu übergegangen, das Wundgebiet stets soweit als möglich anatomisch wiederherzustellen. Das bedeutet, daß die Dura verschlossen wird, die imprimierten Fragmente wieder eingesetzt und die äußeren Weichteile dicht genäht werden. Hinsichtlich der Dura und der Kopfschwarte wird dieses Vorgehen wohl allgemein anerkannt. Bezüglich der Bruchstücke divergieren dagegen die Ansichten. So sprachen sich u. a. RÖTTGEN (1959) und MERREM (1963) gegen eine Reimplantation der Fragmente aus.

Wir selbst überblicken im beschriebenen Krankengut 103 offene Impressionen, bei denen zumindest die größeren Bruchstücke wieder eingefügt und damit der knöcherne Defekt weitgehend beseitigt war. Eine sekundäre Wundheilung haben wir dabei nur in einem Fall (s. S. 94) gesehen, so daß dieses Vorgehen durchaus weiterempfohlen werden kann. Für unbedingt erforderlich halten wir aber dabei, daß eine temporäre Drainage durch Gegenincision für 1 bis 2 Tage angelegt wird.

Das Wundgebiet ist mit Wasserstoffsuperoxyd zu säubern und mit Merfenspülung o. ä. zu desinfizieren. Zur Fixierung der Fragmente bevorzugen wir dünne Drähte, wie sie auch in der Tumorchirurgie zur Befestigung des osteoplastischen Knochendeckels verwendet werden. Da der Ausbruch der Lamina interna immer größer als der Lamina externa ist, darf die Fixation nicht unterlassen werden.

Ist die Sechsstundengrenze aber wesentlich überschritten, so müssen selbstverständlich alle freien Knochenstücke entfernt werden. Die Beseitigung des Defektes bleibt dann einer späteren Plastik überlassen.

Die Entfernung mehrerer Knochensplitter ist meist einfach. Schwieriger kann sich dagegen die *Hebung eines kompakten Fragmentes* bei einem Lochbruch oder auch bei einem Terrassenbruch gestalten. Hier ist häufig die Anlage eines randständigen Bohrloches oder eine Resektion der Kante der Tabula externa erforderlich. Bei einem Lochbruch ist die Dura nicht in allen Fällen mit verletzt. Unter der Impression findet sich aber vielfach ein Kontusionsherd oder ein subdurales Hämatom aus einem verletzten Rindengefäß, welche von einer gewissen Größe ab — entsprechend dem Zustand des Bewußtseins — zu beseitigen sind. Ansonsten wird man die intakte harte Hirnhaut nicht eröffnen. Verletzungen der Meningealgefäße, die ebenfalls nicht selten sind, müssen durch Umstechung oder Koagulation gestillt werden.

Wenn die harte Hirnhaut zerrissen ist, so muß ihr Verschluß unter allen Umständen angestrebt werden. In der überwiegenden Mehrzahl der Fälle wird sich das durch Einzelnähte oder fortlaufende Naht erreichen lassen. Sonst ist ein Transplantat (s. nächstes Kapitel) einzusetzen.

Liegt außer der Duradurchtrennung noch eine *Hirnrindenverletzung* vor, so sind sämtliche Blutcoagula und Hirngewebstrümmer zu entfernen, da sie einen vorzüglichen Nährboden für Bakterien darstellen und das traumatische Hirnödem begünstigen. Die Beseitigung geschieht mit feuchten Wattetupfern oder mit einem Sauger. Der Sauger ist dabei tangential anzulegen, um nicht gesundes Gewebe weiter zu schädigen. In das Hirngewebe imprimierte Knochensplitter müssen extrahiert werden. Sie haften meist an Blutgefäßen, die ihr weiteres Eindringen verhindert hatten. Bei der Entfernung sind die Gefäße unter Absaugen zu koagulieren oder zu klippen. Ebenso sind sämtliche verletzten Rindengefäße durch Thermokauter oder Clip exakt zu stillen. Die Drainage ist nach dem Duraverschluß epidural durch eine kleine Knochenlücke anzulegen.

Auf eine Herausleitung des Drains durch eine Gegenincision legen wir besonderen Wert, da die Wundheilung ohne Zweifel besser gewährleistet ist, indem die Wundränder überall dicht vernäht werden können. Die Gegenincisionswunde stellen wir lediglich durch eine Stichincision her, welche mit einer Schere oder Kornzange auf die erforderliche Weite gespreizt wird. Dadurch werden noch Gefäße geschont. Derartige Gegenincisionswunden heilen stets ohne Fistelbildung innerhalb einiger Tage ab.

Das von WEBER (1962) demonstrierte Vorgehen mit Herausleitung des Drains durch die Operationswunde und noch zusätzlicher Einlage eines Jodoformstreifens sehen wir für unzweckmäßig an. Kommt es dabei zur Fisteleiterung, so prädisponiert eine derartige Fistel zur Osteomyelitis. Dieselbe dauert aber am Schädeldach meist solange, bis der letzte freie und nicht mehr durchblutete Knochenteil entfernt ist. Die Einlage eines Gasetampons halten wir für kontraindiziert. Operationen am knöchernen Schädel nach frischen Verletzungen gehören zu den aseptischen Knochenoperationen. In der aseptischen Knochenchirurgie aber hat die Tamponade keine Berechtigung.

2. Umschriebene Impressionen

Die umschriebenen Impressionsfrakturen gehen praktisch stets mit einer penetrierenden Hirnverletzung einher. Ihre bedeutsamsten Komplikationen sind neben den Zerstörungen lebenswichtiger Hirnzentren die Blutungen und die bakteriellen Infektionen.

Die Masse der penetrierenden Schädelhirnimpressionen rekrutiert sich selbstverständlich aus den Schußverletzungen aller Art. Dieselben stellen auch in Friedenszeiten leider keine Seltenheit dar. Im eigenen

Krankengut finden sich immerhin 89 Schußverwundungen. Daneben kommen ursächlich Stich- und Pfählungsverletzungen sowie Einsprengungen kleiner Metallteile bei Betriebsunfällen in Frage.

Die Mehrzahl der penetrierenden Hirnimpressionen erfolgt durch das Schädeldach. Aber auch transorbitale und transbasale Verletzungen werden beobachtet. Von kleinsten Impressionen abgesehen, bereiten die Verletzungen durch die Schädelkalotte meist keine diagnostischen Schwierigkeiten. Die Kopfschwartenwunde sowie der Ausfluß von blutigem Liquor und Hirnbrei lassen keinen Zweifel an einer offenen Hirnverletzung aufkommen. Die Schädelleeraufnahmen ergeben an Hand des steckenden Fremdkörpers oder der verlagerten Knochenteile Hinweise auf die Tiefe der Impression.

Bei vielen oberflächlichen penetrierenden Verletzungen, für die von TÖNNIS hinsichtlich der Schußverletzungen die Bezeichnung Impressionsschuß geprägt wurde, fehlen jegliche Zeichen einer stattgehabten Hirnerschütterung, so daß die Verletzten bei vollem Bewußtsein bleiben. Die tieferen Impressionen führen entweder sofort oder infolge Blutung bzw. Ödem bald zur Bewußtlosigkeit.

Die Diagnose einer penetrierenden Schädelhirnimpression durch die Orbita oder die Schädelbasis kann diagnostisch sehr schwer sein, weil die lokalen Verletzungen zunächst im Vordergrund stehen. Die Hirnbeteiligung zeigt sich dann erst an ihren Folgen.

Auf die Klassifizierung der einzelnen Hirnschußarten kann hier verzichtet werden, da sie mehr forensisch-medizinisches als chirurgisches Interesse findet. Ein bewährtes Einteilungsschema für die Praxis hat TÖNNIS (1942) aufgestellt.

Die Erstbehandlung am Unfallort bei penetrierenden Schädelhirnverletzungen hat sich lediglich auf die Anlage eines sterilen Verbandes zu erstrecken. Jedes weitere Manipulieren ist zu unterlassen. Insbesondere sind eingedrungene, noch äußerlich herausragende Fremdkörper nicht zu extrahieren, sondern solange zu belassen, bis volle Operationsbereitschaft besteht.

Jede umschriebene Hirnimpression mit Duraverletzung und Hirnbreiausfluß ist in jedem Falle dringlich zu operieren. Wird die Operation wenigstens innerhalb der Sechsstundenfrist sachgerecht durchgeführt, ist die Gefahr der Infektion des Hirns sehr gering. Wir selbst haben dabei seit Jahren keinen Verletzten mehr an einer Meningitis bzw. Encephalitis verloren. Bei späterer operativer Behandlung nehmen die Infektionen dann rapide zu. So konnte TÖNNIS an einem umfangreichen Patientengut der Kriegsverwundeten zeigen, daß die Infektionsmortalität 10% bei denjenigen betrug, die innerhalb der ersten 48 Std versorgt wurden. Die Mortalität stieg aber bereits am dritten bis vierten Tag auf 33% an.

Nicht ganz so eindeutig ist die Frage der operativen Indikationsstellung bei den anscheinend geschlossenen Impressionsschüssen zu beantworten. Gemeint sind dabei diejenigen penetrierenden Impressionen, bei denen sich die äußere Haut bald schloß. Wir selbst stehen auf dem Standpunkt, daß man möglichst im frischen Stadium operieren soll, um eventuelle Spätkomplikationen von vornherein weitgehend auszuschließen. Es sind aber auch zahlreiche Verletzte aus dem Kriege bekannt, bei denen ein Steckgeschoß oder Granatsplitter reizlos eingeheilt ist. Nach jetzt 20 Jahren kommen solche Verwundete lediglich wegen eines symptomatischen Krampfleidens oder Spätabscesses zur operativen Behandlung.

Bei Verletzten mit direkten oder indirekten Hirnstammschädigungen infolge von Steck- oder Durchschüssen hat TÖNNIS eine zurückhaltende Operationsindikation empfohlen, da er mehrfach beobachtete, daß Pat. überlebten, bei denen der Allgemeinzustand eine umgehende Operation nicht zuließ.

In der Indikationsstellung zur operativen Behandlung der penetrierenden Hirnverletzungen vermag die Angiographie in manchen Fällen wichtige Hinweise zu liefern, indem sich Blutungen, traumatische Durchblutungsstörungen oder ein Hirnödem nachweisen lassen. Wir kennen mehrere Fälle mit angiographischen Abweichungen durch einen frischen Hirnsteckschuß, die sich nach Entfernung des Fremdkörpers und der umgebenden Nekrosen spontan hinsichtlich der Bewußtseinstrübung und auch der Herdzeichen besserten.

Die besten Musterbeispiele tiefer penetrierender Schädelhirnimpressionen stellen die *Bolzenschußverletzungen* mit den heute gebräuchlichen Tierschußapparaten dar. Diese Geräte sind dazu konstruiert, den im Fleischergewerbe Tätigen eine schmerzlose Tötung der großen Schlachttiere unter einfachen und sicheren Bedingungen zu ermöglichen. Die Bolzenschußapparate zeichnen sich dadurch aus, daß eine durch ein Zündhütchen entzündete Sprengladung einen 9 cm langen und an seiner Stirnfläche ausgehölten Schlagbolzen heraustreibt, damit dieser die Schädeldecke des Tieres durchbohren und in das Hirn eindringen kann. Durch einen Rückholfedermechanismus wird der Schlagbolzen dann sofort in den Apparat zurückgezogen. In Stirnmitte aufgesetzt, führt das Gerät durch Zertrümmerung des Hirnstammes zum sofortigen tiefen Hirnkoma.

Verletzungen von Menschen mit Tierschußapparaten geschehen neben einzelnen Fällen von Fahrlässigkeit oder Verbrechen meist in suicidaler Absicht. Da die Anwendung der Geräte ihre Kenntnis voraussetzt, werden sie vorwiegend von Schlachtern benutzt. GERLACH (1955) bezeichnete die Verletzungen als typische Suicidart der Metzger.

Wenn das Gerät dem Schädeldach festaufgesetzt wird, so resultiert von jeder Stelle aus eine Zertrümmerung des Hirnstammes mit sofortigem Hirnkoma und irreparablen Schädigungen lebenswichtiger Zentren. Lediglich bei frontalem paramedianem Aufsetzen ist ein Überleben möglich.

Neben einem diesbezüglichen eigenen Fall ist eine weitere erfolgreiche Behandlung von SIMON (1959) mitgeteilt. Über weitere Verletzungen, die aber sämtlich tödlich verliefen, berichteten von klinischer Seite GERLACH (1955), RÖTTGEN (1956), JAKOBY (1959), GUND (1960) sowie BUSHE und WENKER (1961).

Ganz anders verhalten sich aber diejenigen Bolzenschußverletzungen, bei denen das Gerät schräg aufgesetzt wurde, abrutschte oder nur dem

Schädel genähert war. In diesen Fällen erfolgt lediglich eine oberflächliche Impression mit Verletzung der Hirnrinde, die prognostisch wesentlich günstiger gelegen ist. Über derartige Fälle berichteten SIMON (1958),
GUND (1960), BUSHE und WENKER (1961).

Die typischen Bolzenschußverletzungen, bei denen also der
Apparat flach aufgesetzt wurde,
sind leicht zu diagnostizieren. Sie
zeichnen sich dadurch aus, daß
stets eine kreisrunde, dem Durchmesser des Bolzens entsprechende
Ausstanzung der Kopfschwarte
(Abb. 5a) und der Schädelkalotte
vorliegt. Die Ausbrüche der Tabula interna sind dabei größer als
der Tabula externa. Die Röntgenleeraufnahmen (Abb. 5b) lassen

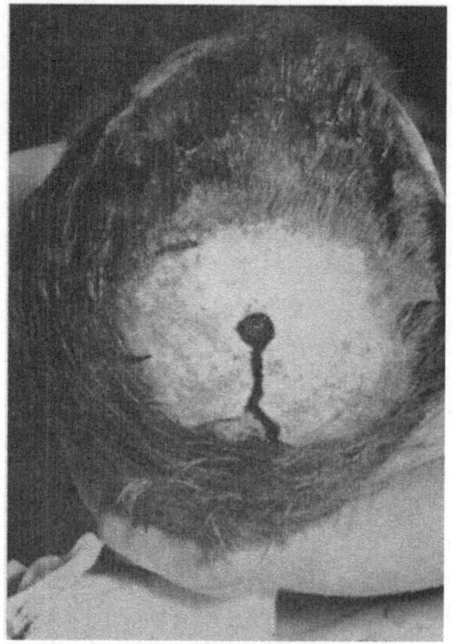

Abb. 5a. Parietale Bolzenschußverletzung mit
dem Tierschußapparat, leicht erkenntlich an
der kreisrunden Stanzwunde mit Ausfluß blutigen Hirnbreis

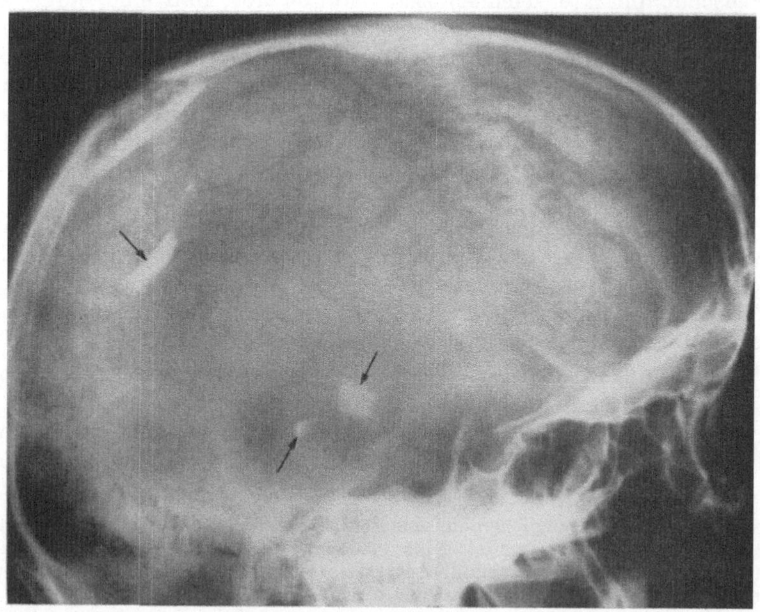

Abb. 5b. Die imprimierten Knochensplitter liegen tief im Hirn und Hirnstamm und kennzeichnen
den Trümmerkanal. Entsprechend dem Rückholfedermechanismus des Gerätes fehlt der eingedrungene
Bolzen

die Tiefe der Impression an der Lage der vorgeschobenen Fragmente erkennen. Ein Fremdkörperschatten findet sich naturgemäß nicht. Aus der Stanzwunde fließt blutiger Hirnbrei ab. Damit ist die Diagnose gesichert.

Im eigenen Krankengut haben wir jetzt acht derartige Hirnimpressionen durch Tierschußapparate aufzuweisen. Sechsmal erfolgte die Verletzung in suicidaler Absicht. Bei zwei kleinen Kindern handelte es sich um eine Tötung durch den Vater, der anschließend das Gerät gegen sich selbst richtete. Zweimal erfolgte der Einschuß frontal paramedian, zweimal temporal und viermal hochparietal nahe der Sagittalebene. Von den Verletzten mit frontalem Einschuß konnte also einer geheilt werden. Der zweite kam nach 14 Tagen ad exitum, da das tiefe Hirnkoma nicht zu beeinflussen war. Bei allen übrigen erfolgte der letale Ausgang bereits innerhalb der ersten drei Tage.

Unser eigenes operatives Vorgehen bei den Bolzenschußverletzungen durch die Schädelkalotte und entsprechend bei allen übrigen penetrierenden Impressionen erfolgt seit mehreren Jahren folgendermaßen:

Zunächst wird die Lochwunde excidiert, leicht ovalär vergrößert und doppelschichtig verschlossen. Die ovaläre Vergrößerung ist bei Stanzwunden stets erforderlich, da die kreisrunden Wundränder sonst nicht aneinandergebracht werden können. Dann wird ein bogenförmiger Hautlappen mit ausreichendem Abstand von der Verletzungsstelle gebildet. Bei frontalen Verletzungen wird der Hautlappen bifrontal von Ohr zu Ohr gelegt. Daraufhin erfolgt die Bildung eines osteoplastischen Knochendeckels durch Trepanation von mehreren Bohrlöchern aus. Am Schädeldach wird die Impressionsstelle in das Zentrum des Knochendeckels gelegt (Abb. 6). Eine Stielung des Deckels zu einem Muskel (meist M. temporalis) halten wir dabei für unbedingt zweckmäßig, um eine minimale Blutzufuhr zu erhalten. Nach Abhebung des gestielten Deckels liegt die Dura ausreichend frei. Je nach der Größe ihres Risses muß sie weiterhin eröffnet werden, um die Hirnrinde übersichtlich darstellen zu können. Der annähernd zylindrische Hirntrümmerkanal wird nach Umstechung der Rindengefäße leicht trichterförmig erweitert und das gesamte verletzte Hirngewebe abgesaugt. Die imprimierten Fragmente oder sonstige Fremdkörper werden vorsichtig mit extrahiert. Durch die leicht trichterförmige Erweiterung läßt sich eine ausreichende Übersicht gewährleisten, die besonders zur exakten Blutstillung erforderlich ist. Bei den Bolzenschußverletzungen, die meist mit der Eröffnung eines Ventrikels einhergehen, ist die Blutstillung von überragender Wichtigkeit. Ohne dieselbe bleibt der Erfolg der Operation durch den auftretenden Hämatocephalus äußerst in Frage gestellt. Die größeren Gefäße werden in üblicher Weise durch Silberklips und Elektrokoagulation, die kleineren durch Wasserstoffsuperoxyd gestillt. Erst nach Sistieren jeglicher Sickerblutungen wird die harte Hirnhaut durch Einzelknopfnähte dicht verschlossen. Falls der direkte Verschluß so nicht möglich ist, muß eine Plastik eingesetzt werden (Methoden s. S. 44). Dann wird ein epidurales Drain (stets durch Gegenincision herausgeleitet) eingeführt. Daraufhin erfolgt die Fixation des Knochendeckels in seinem ursprünglichen Bett durch dünne Drähte. Zuletzt wird der Hautlappen durch zweischichtige Naht verschlossen.

Bei frontalen Impressionen durch die Stirnhöhle, also durch ein als infiziert zu betrachtendes Gebiet, ist der Knochendeckel oberhalb der Stirnhöhle anzulegen. Liegt die Verletzung in Nähe der Stirnmitte, so ist der Deckel bifrontal zu bilden, da nur so etwaige Schädigungen des Sinus longitudinalis superior versorgt werden können. Nach Auslösung des Deckels wird die Dura bogenförmig eröffnet. Das relativ gut bewegliche Stirnhirn läßt sich dann soweit anheben, daß die Impressionsverletzung des Hirns wie zuvor beschrieben behandelt werden kann. Daraufhin wird die bogenförmig eröffnete Dura verschlossen und erst dann von der Stirnhöhlenhinterwand, durch die die Verletzung hindurchgegangen war, abgeschoben. Der traumatische Duradefekt ist nun durch Einzelnähte bzw. Plastik dicht zu verschließen. Grundsätzlich excochleieren wir die Stirnhöhlenschleimhaut. Bei größeren knöchernen Defekten wird noch ein freies Muskelstück eingelegt. Dann erfolgt wiederum die epidurale Drainage, die Fixation des osteoplastischen Knochendeckels sowie die Naht der Galea und der Haut.

Auf diese Weise sind die anatomischen Verhältnisse optimal wiederhergestellt. Wir haben die osteoplastische Methode bisher 25mal innerhalb der Sechsstundenfrist durchgeführt und dabei keine sekundäre Wundheilung erlebt.

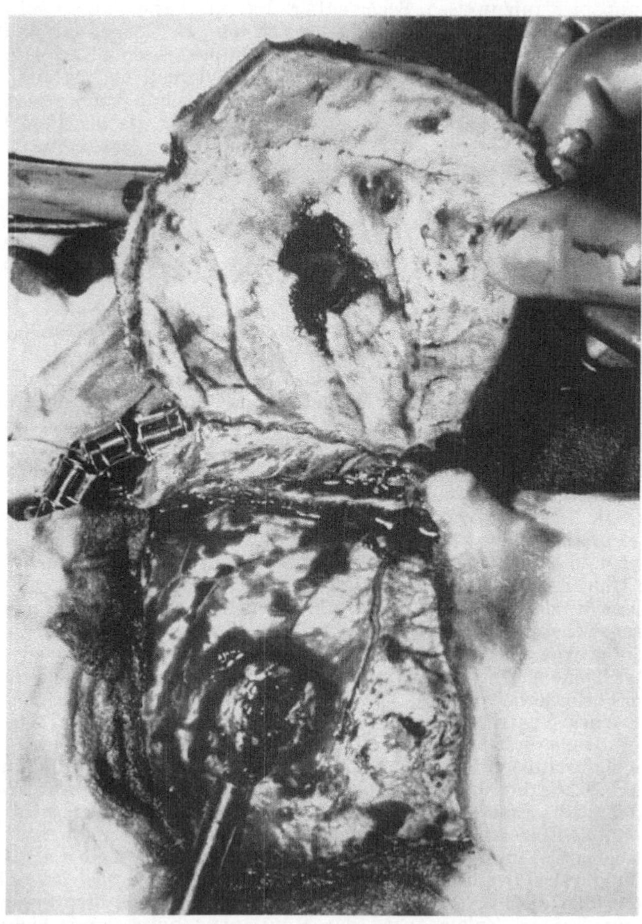

Abb. 6. Umschriebene Impression. Situs unter der Operation. Ein bogenförmiger Lappen der Kopfschwarte ist abgelöst. Die Abbildung zeigt den osteoplastischen Knochendeckel, der zum M. temporalis gestielt ist und in dessen Zentrum sich die Impression befindet. In der unteren Hälfte des Bildes liegt die Dura frei. Die Spitze des Saugrohres weist auf den traumatischen Defekt hin, aus dem sich blutiger Hirnbrei entleert. Nach Versorgung der intracerebralen Verletzung wird die Dura verschlossen, sowie der Knochendeckel wieder eingesetzt und mit Drahtnähten fixiert

Gegenüber der noch weitgehend geübten osteoklastischen Erweiterung des traumatischen Schädeldachdefektes bietet die geschilderte Methode mit Bildung eines osteoplastischen Knochendeckels, der wieder eingesetzt und fixiert wird, folgende Vorteile:

1. bessere Übersicht. Dadurch ist die exakte Blutstillung in der Tiefe des Wundgebietes, welche bei Ventrikeleröffnungen besonders wichtig ist, sicherlich am besten gewährleistet,

2. bessere Infektionsprophylaxe. Der besonders von TÖNNIS geforderte primäre Wundverschluß nach Ausräumung der Wunde zum Zwecke der Ausschaltung einer primären und sekundären Infektionsmöglichkeit ist optimal durchführbar. Der wasserdichte Verschluß der Dura als wesentlichster Faktor ist sicher besser möglich, als wenn die Impression lediglich osteoklastisch erweitert wird. Falls der Duradefekt nicht mehr durch Einzelnähte zu schließen ist, so kann die gesunde Dura verschoben und der plastische Ersatz an den Rand eingesetzt werden, so daß im Endzustand intakte Dura unterhalb des Knochendefektes und die Plastik unter der festen Schädelkalotte liegt,

3. der knöcherne Schädeldachdefekt bleibt so geringfügig, daß eine Hirnpulsation nicht wahrnehmbar wird, wodurch sich eine spätere freie Knochentransplantation erübrigt. Auch die kosmetische Entstellung bleibt geringfügiger, da die Schnittführung des Hautlappens innerhalb der Haargrenze liegt.

Bei allen umschriebenen penetrierenden Schädelhirnimpressionen, die innerhalb der Sechsstundenfrist zur Operation kommen, ist also von der Bildung eines osteoplastischen Knochendeckels, breiter Freilegung des Wundgebietes, exakter intracerebraler Blutstillung, wasserdichtem Duraverschluß, epiduraler Drainage und primärem Wundverschluß ein optimaler Operationserfolg zu erwarten. Ist die Sechsstundengrenze aber wesentlich überschritten, so muß selbstverständlich osteoklastisch vorgegangen werden.

Neben den Tierschußgeräten sind auch im Baugewerbe Geräte in Benutzung gekommen, die ebenfalls als *Bolzenschußapparate* bezeichnet werden. Sie funktionieren nach einem völlig anderen Prinzip und sind den Handfeuerwaffen sehr ähnlich. Durch eine variable Treibladung werden damit nagelartige Stahlbolzen verschiedener Größe mit erheblicher Wucht vorgetrieben. Mit dem Gerät können sogar Metallplatten auf Beton und Eisen befestigt werden. Der Apparat ersetzt Schraub-, Niet- und Schweißarbeiten und führt zu einer beträchtlichen Erleichterung und Beschleunigung der Arbeitsgänge. Trotz berufsgenossenschaftlicher Sicherheitsbestimmungen und Unfallverhütungsvorschriften verursachen auch diese Bolzenschußgeräte immer wieder schwere Traumen des Bedienungspersonals. Neben Verletzungen des Rumpfes und der Extremitäten ist auch der Schädel trotz Tragens eines Schutzhelmes mehrfach betroffen. Die Unfälle kommen entweder durch Unachtsamkeit, falsches Aufsetzen des Gerätes oder Rückprallen des Bolzens infolge zu harter Grundlage vor. In Einzelfällen dürfte das Gerät auch zu kriminellen Handlungen benutzt werden. Geeignet ist es jedenfalls sicher dazu.

Die erste Mitteilung über penetrierende Schädelimpressionen durch das Nagelschußgerät brachte unseres Wissens JAKOBY (1959). STAUDACHER (1960) sah unter insgesamt 13 Verletzungen zwei oberflächliche Hirnschädel- und ein Gesichtsschädeltrauma. RUSSE (1960) demonstrierte sechs Unfälle, wobei zweimal die Schädelhöhle betroffen war. BUSHE und WENKER (1961) beschrieben zwei Hirnverletzungen, von denen eine letal verlief. Zwei weitere intrakranielle Bolzenschußverletzungen sind von METZEL und HEMMER (1962) mitgeteilt. Darunter fand sich ein Schädelbasisdurchschuß mit einem Geschoßweg bis zur Scheitelhöhe. Der Verletzte überlebte. Über Einzelbeobachtungen berichteten SPENGLER, SALEM, KRAUS sowie DAUM und MLETZKO (1962) und LAUSBERG (1963). Eine vergleichbare Verletzung mit transorbitaler Einsprengung einer bleistiftdicken Düsenfeder wurde von KLUG und TZONOS (1961) mitgeteilt.

Im eigenen Krankengut finden sich bis jetzt insgesamt elf Verletzte durch den baugewerblichen Bolzenschußapparat. Dreimal waren die Extremitäten betroffen, weitere zweimal die Brusthöhle mit je einem Durch- und einem Steckschuß. Bei einem Patienten lag der Nagel dem Halsmark dicht an. Sie konnten sämtlich geheilt werden. Bei fünf Verunfallten war der Kopf verletzt. Einmal handelte es sich um einen Streifschuß mit Beteiligung der Tabula externa. Diese Verletzung war relativ harmlos. Viermal aber war der Bolzen in das Hirn eingedrungen, davon zweimal durch die Orbita, einmal durch die Stirnhöhlen-

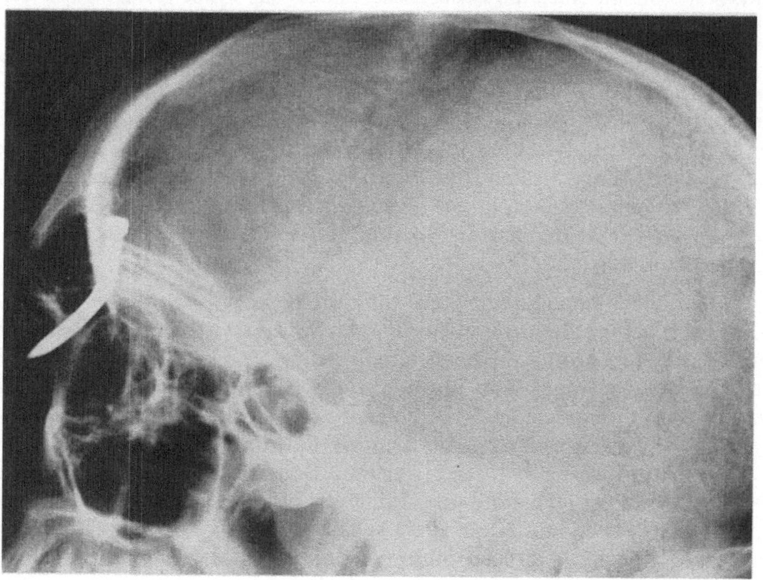

Abb. 7. Nagelschußverletzung eines 19jährigen Installateurs durch die Orbita. Der gekrümmte Nagel mit dem Kopf vorweg liegt teilweise im vorderen Stirnhirn. Der Visus war intakt. Nach transfrontaler Craniotomie wurde der Nagel extrahiert, die Dura geschlossen und der Verletzte beschwerdefrei

mitte mit Verletzung des Sinus longitudinalis superior und einmal durch das Schläfenbein. Bei drei Pat. wurde der Nagel nach frontaler und bei dem vierten nach temporaler Craniotomie extrahiert. Das operative Vorgehen entsprach dem bei den Tierschußgeräten geschilderten. Die zwei Stirnhirnverletzungen (Abb. 7) und die Schläfenhirnverletzung konnten geheilt werden. Bei einem 45jährigen Isolierer lag der gebogene Nagel, der durch die linke Orbita eingedrungen war, oberhalb des Corpus callosum (Abb. 8). Die Angiographie ergab bei diesem Verletzten eine erhebliche Blutzirkulationsverzögerung der A. pericallosa infolge eines massiven Hirnödems mit tiefem Koma. Durch dasselbe war der letale Ausgang nicht zu verhindern.

Bei den Hirnschußverletzungen durch Handfeuerwaffen entspricht unser operatives Vorgehen im akuten Stadium ganz den bei den Bolzenschußverletzungen geschilderten Verfahren. Bei veralteten Steckgeschossen wird als Zugangsweg aber derjenige gewählt, bei dem die wenigste Masse lebenswichtiger Rindenzentren lädiert wird. Das Auffinden kann sich bei tieferer Lokalisation schwieriger gestalten, so daß Röntgenuntersuchungen unter der Operation zweckmäßig sein können. Bei Durchschüssen hängt die Operationsindikation in erster Linie von den Komplikationen der Verletzung, wie Blutung oder traumatisches Hirnödem, ab. Zur Prophylaxe einer Infektion ist aber auch bei diesen ein Verschluß der Dura zweckmäßig. Ist ein Ventrikel eröffnet, so muß eine exakte Blutstillung mit Absaugung aller Hirntrümmer durchgeführt werden.

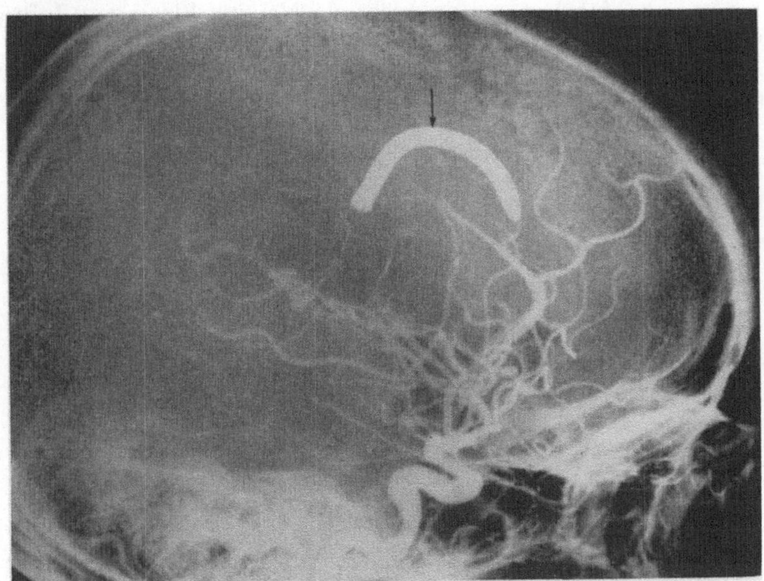

Abb. 8. Angiogramm eines 45jährigen Handwerkers nach transorbitaler Bolzenschußverletzung mit dem Nagelschußapparat. Der Nagel (↓) liegt tief im Hirn und reitet auf der A. pericallosa. Durch ein massives traumatisches Hirnödem erfolgt die Blutzirkulation in der vorderen Hirnarterie sichtlich verzögert

3. Sinusverletzungen

Unter den Impressionsfrakturen des Schädeldaches nehmen diejenigen eine gewisse Sonderstellung ein, die mit einer Verletzung eines großen Hirnblutleiters einhergehen. Die Sonderstellung ergibt sich zwangsläufig aus der besonderen Art der erforderlichen Blutstillung. Über dem Hirnmantel sind es vor allem der Sinus longitudinalis superior und der Sinus transversus, die nach einer Verletzung erhebliche Schwierigkeiten bei der Versorgung bereiten können. Der größte Teil des venösen Blutes der Hirnstrombahn aber muß über diese Blutleiter zurückfließen.

Im eigenen Krankengut finden sich 12 Impressionsfrakturen mit gleichzeitiger Sinusverletzung. Zehnmal war der obere Längsblutleiter und zweimal der Quersinus beteiligt. Die Verletzung erfolgte nur einmal bei einer geschlossenen Impression. Alle übrigen hatten offene Traumen erlitten. Ohne Fraktur haben wir derartige Verletzungen nicht gesehen. Abrisse von Brückenvenen, die als Ursache sub- oder epiduraler Blutungen in Frage kommen können, sind natürlich nicht als Sinusverletzungen anzusehen.

Die Verletzungen der großen Hirnblutleiter sind einmal dadurch gekennzeichnet, daß sie zu massiven Blutungen und damit zu bedrohlichen Blutverlusten führen können. Eine weitere chirurgisch bedeutsame Eigenschaft liegt im anatomischen Bau der Sinus begründet, indem sie mit den üblichen Gefäßklemmen nicht zu fassen sind. Eine erforderliche Naht hat also offen unter kontinuierlichem Absaugen des Blutes zu erfolgen. Die Versorgung einer Sinusverletzung ist deshalb nur dort durchführbar, wo ausreichende Mengen Blutes zur Infusion bereitstehen.

Eine vollständige Kontinuitätstrennung des Sinus longitudinalis superior oder transversus dürfte kaum mit dem Leben zu vereinbaren

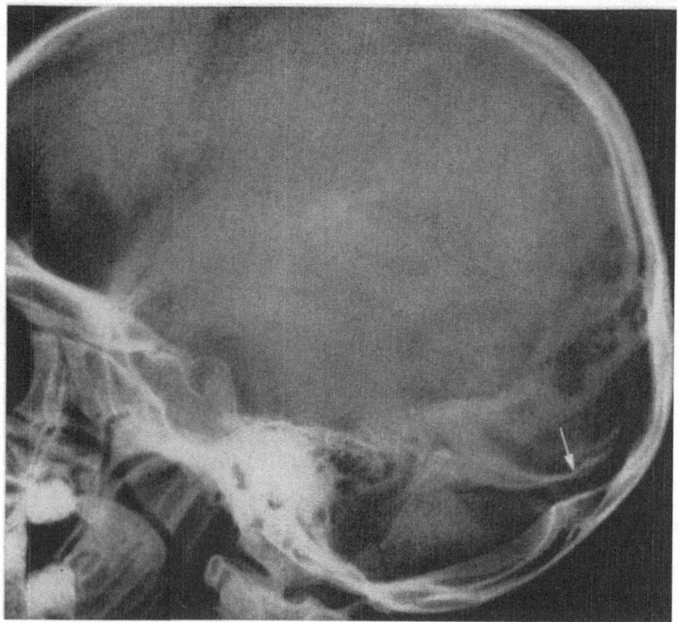

Abb. 9. Verletzung des Sinus transversus nach occipitaler Impression (↓) bei einem dreijährigen Kind. Heilung nach Ligatur des Quersinus unter entsprechender Blutzufuhr

sein, da innerhalb kürzester Zeit ein enormer Blutverlust erfolgt. Ein funktioneller Gefäßkrampf, wie er an den Extremitätengefäßen statthat, kann an den großen Hirnblutleitern nicht auftreten, da deren starre Wand lediglich aus Duragewebe besteht.

Die zweite Komplikationsmöglichkeit bei Sinusverletzungen besteht in der *Luftembolie*. PATSCHEIDER (1962) hat über vier derartige tödliche Verläufe berichtet. Schließlich kann nach jeder traumatischen Schädigung auch eine Thrombose mit den entsprechenden Folgen auftreten. Diese thrombotischen Verschlüsse der Hirnvenen und Sinus sind heute als so bedeutungsvoll erkannt, daß sie in einem gesonderten Kapitel besprochen werden sollen (s. S. 86).

Die erste Hilfe am Unfallort bei offenen Sinusverletzungen vermag lediglich in der Anlage eines Druckverbandes zu bestehen. Die operative Behandlung einer Sinuseröffnung hat anatomische und funktionelle Gesichtspunkte zu berücksichtigen. Der Sinus transversus (Abb. 9) kann einseitig ohne weiteres durch Umstechungsnähte ligiert werden. Der Blutabfluß wird durch die Gegenseite gut kompensiert. Auch das vordere Drittel des Sinus longitudinalis superior (Abb. 10) darf verschlossen werden. Keinesfalls aber ist es erlaubt, die hintere Hälfte des oberen Längsblutleiters zu unterbinden. Durch venöse Stauung würde sogleich ein akutes tödlich verlaufendes Hirnödem resultieren. Die Erhaltung der Kontinuität des Lumens ist also zwingend erforderlich. Der sicher seltene Fall einer queren Durchtrennung wäre durch zirkuläre

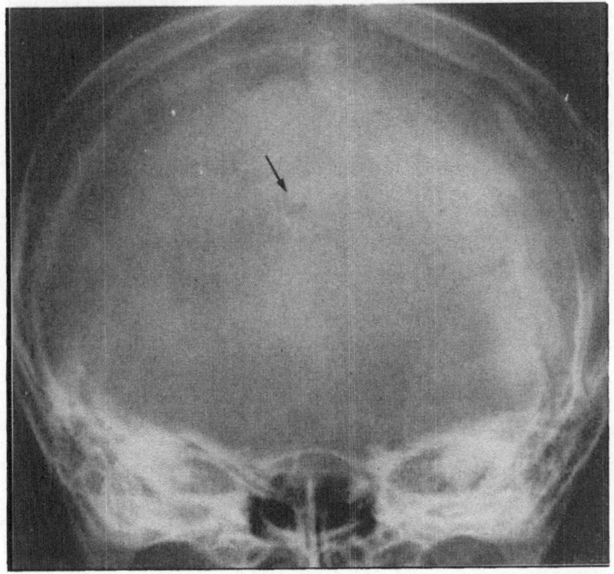

Abb. 10. Perforierende Verletzung des Sinus sagittalis superior im vorderen Drittel durch Forkenstich (↓). Nach Bildung eines osteoplastischen Knochendeckels, bei dem der Schädeldachdefekt in das Zentrum gelegt wurde, erfolgte die Ligatur des oberen Längsblutleiters. Im vorderen Drittel kann die Unterbindung ohne Schaden durchgeführt werden

Naht zu versorgen. Einrisse lassen sich am besten mit fortlaufender Naht durch atraumatische Nadel dicht verschließen. Falls nicht mehr genügend Material vorhanden ist, um ein ausreichendes Lumen zu gewährleisten, so müssen wir es für zweckmäßig ansehen, daß ein plastischer Ersatz aus der benachbarten Dura genommen wird. Ob sich das von HEPPNER und DIEMATH (1962) empfohlene Vorgehen mit dem Aufsteppen formalingehärteter Gelatine auch zum Sinusverschluß eignet, werden erst größere Erfahrungen zeigen. Wir erblicken jedenfalls in der Möglichkeit einer dadurch geförderten Sinusthrombose eine gewisse Gefährdung.

Eine besondere Erwähnung sei noch den Verletzungen des oberen Längsblutleiters nach Impression mit beiderseitigen Kontusionsherden im Bereich der Mantelkante der Zentralregion gegeben. Diese Prellungsherde führen zu paraspastischen Syndromen. Das sogenannte *Mantelkantensyndrom* wird oft als spinales Krankheitsbild fehlgedeutet, besonders dann, wenn es mit Blasen-Mastdarm-Störungen sowie sensiblen Ausfällen verbunden ist (KAZMEIER 1958).

Als ein markantes Beispiel möge die Verletzung eines 19jährigen Maurers dienen, der bei einem Verkehrsunfall eine offene Impression auf der Scheitelhöhe erlitten hatte. Bei der Aufnahme nach etwa 2 Std war er wieder ansprechbar, konnte die Arme aktiv gut bewegen, beide Beine nicht. Die Sensibilität war intakt. Babinski bds. positiv. Röntgenologisch (Abb. 11) fand sich eine Impressionsfraktur in der

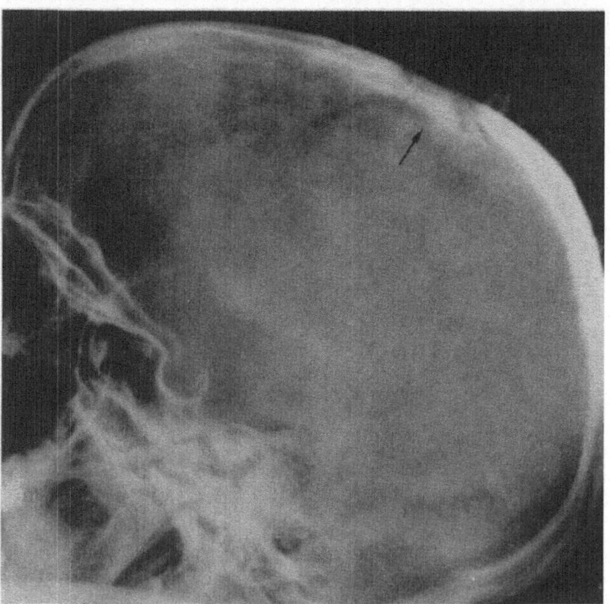

Abb. 11. Impression auf der Scheitelhöhe mit Verletzung der Zentralregion bds. und dadurch bedingtem Mantelkantensyndrom sowie Ruptur des Sinus sagittalis superior. Im mittleren und hinteren Drittel muß die Kontinuität des oberen Längsblutleiters unbedingt erhalten bleiben

Mitte des os parietale. Die Aufnahmen der Hals- und Brustwirbelsäule waren unauffällig. Bei der sofortigen Operation zeigte sich, daß der Sinus longitudinalis superior breit eröffnet war und profus blutete. Durch fortlaufende Naht konnte der Riß geschlossen werden. Die Knochensplitter und Hirntrümmer im Bereich beider vorderen Zentralregionen wurden entfernt, die Duradefekte bds. des Längsblutleiters plastisch gedeckt. Postoperativ bildete sich das Querschnittssyndrom allmählich zurück. Das rechte Bein wurde wieder normal beweglich, links blieb eine partielle spastische Parese. Der Verletzte wurde aber wieder imstande, sich allein im Verkehr zu bewegen und konnte umgeschult werden.

4. Basisfrakturen mit Duraverletzung

Die Basisfrakturen nach stumpfen Schädeltraumen können, äußerlich betrachtet, den Anschein erwecken, daß es sich um geschlossene Brüche handelt. Darunter verbergen sich aber doch zahlreiche Ver-

letzungen, die mit einem Durariß einhergehen. Durch die gleichzeitige
Ruptur der harten Hirnhaut aber sind diese Basisfrakturen unbedingt
den offenen Schädelhirntraumen zuzurechnen. Infolge des Defektes in
der Dura besteht eben eine Kommunikation zwischen dem Intradural-
raum und der Außenwelt über die lufthaltigen Nebenhöhlen. Dadurch
aber ist die Gefahr gegeben, daß auf dem gleichen Wege, auf dem sich
der Schädelinhalt in Form von Liquor, Blut oder Hirntrümmer entleert,
auch die Bakterien den Weg ins Schädelinnere finden können. Die
Infektion stellt also die bei weitem wichtigste Komplikationsmöglichkeit dar.

Die Diagnose Basisfraktur mit Duraverletzung ist nach stumpfen
Traumen nicht immer leicht zu stellen. Die Röntgenleeraufnahmen in
zwei Ebenen sowie die Basisaufnahme können im Stich lassen. In vielen

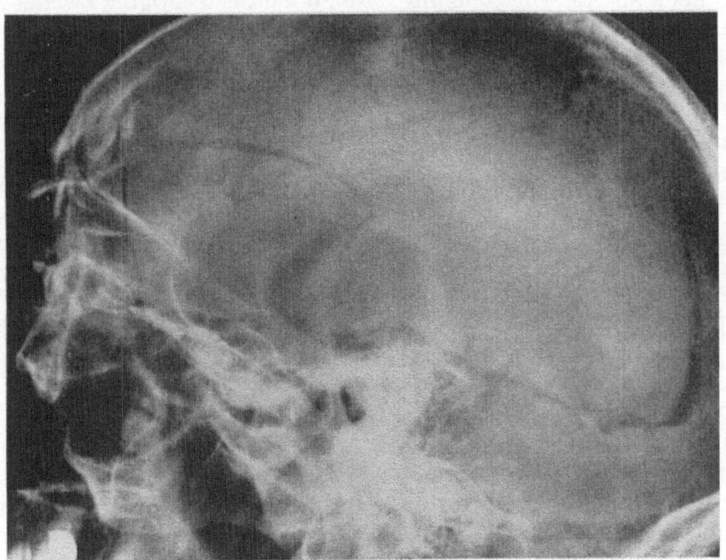

Abb. 12. Ausgedehnte frontale Frakturen mit Liquorfistel. Daneben findet sich ein Schädeldachbruch
durch das Os frontale, temporale und occipitale

Fällen ergeben die Schichtuntersuchungen weitere Hinweise (GEBAUER
1959; MAYER 1959; BAIER 1963 u. a.). Auch gekippte Aufnahmen
lassen die Fraktur bisweilen erkennen (Abb. 12).

Der Austritt von Liquor (Rhinoliquorrhoe) sowie eine Luftansammlung im Schädelinneren sind in jedem Falle beweisend für eine Basisfraktur mit Duraverletzung. Der Liquorausfluß kann sofort nach dem
Unfall einsetzen, er vermag aber auch erst nach einem längeren Intervall sowie intermittierend aufzutreten.

Um hier jedem Zweifel von vornherein zu begegnen, sei ganz klar
festgestellt, daß eine Liquorfistel nicht als ausgeheilt anzusehen ist, auch
wenn der Liquorfluß sistiert. Wir kennen eben zu viele Fälle, bei denen
sich trotz scheinbarer Abheilung nach Jahren plötzlich die Meningitis

einstellte. Damit war dann der eindeutige Beweis erbracht, daß die Liquorfistel eben nicht geschlossen war.

Die rhinogenen Meningitiden bei bestehenden Liquorfisteln verlaufen im allgemeinen sehr foudroyant, direkt apoplektiform. Nicht selten beginnen sie mit einem sofortigen Koma und Status epilepticus. Die Nackensteife und der Liquorbefund weisen dann auf die Diagnose hin.

Die Therapie der *akuten rhinogenen Meningitis* besteht nach unserer Erfahrung in erster Linie in ausgiebigen täglichen Lumbalpunktionen (Grand lavage), die wegen der Unruhe häufig in Narkose auszuführen sind. Gaben antibiotischer Mittel vermögen dabei lediglich unterstützend zu wirken. Auch ohne dieselben haben wir viele derartige Meningitiden zum Abklingen bringen können.

Jede erneute Meningitis aber bedroht das Leben schwerstens. Es kann nach unserer Überzeugung deshalb kein berechtigter Zweifel mehr daran bestehen, daß jede Liquorfistel nach einer einmal aufgetretenen Meningitis unbedingt operativ zu verschließen ist. Wir halten es natürlich für sehr viel zweckmäßiger, wenn bereits die erste Meningitis verhindert wird. Das läßt sich aber nur durch einen primären Duraverschluß erreichen.

Hinsichtlich der baldigen Operation einer Duraverletzung nach frontobasalen Frakturen besteht noch immer keine einheitliche Auffassung. Auf der einen Seite stehen die konservativ eingestellten Chirurgen (ADSON und UIHLEIN 1949; McKISSOCK 1952; RIECHERT 1957; BÖHLER 1958; SCHIMA 1961; KLINGLER 1961; HOLUB 1962 u. a.), die wegen der angeblich geringen Infektionsgefährdung das Risiko einer primären Operation ablehnen. Die Anhänger der baldigen operativen Behandlung wollen unbedingt von vornherein die späteren Komplikationsmöglichkeiten ausschalten (TÖNNIS und FROWEIN 1952; LEWIN 1954; BURMESTER 1957, 1959; PIA 1958; KUHLENDAHL 1959; JAEGER 1959; KRÜGER 1959, 1961; BOENNINGHAUS 1960; ESCHER 1960; MARKWALDER 1963; BEKS 1963 u. a.).

Bei den penetrierenden frontobasalen Verletzungen, wie sie am Beispiel der Bolzenschußimpressionen beschrieben sind, sowie bei chronischen Liquorfisteln, besteht also volle Einigkeit in der Indikationsstellung zur dringlichen Operation. Hinsichtlich der Verletzungen nach stumpfen Traumen hat KRÜGER (1949) ein Schema nach Schweregraden angegeben, welches sachlich fundiert ist. Danach besteht zunächst keine Indikation zur Operation, wenn Frakturen röntgenologisch nicht nachweisbar, sondern nur klinisch anzunehmen sind. Sind Fissuren nachweisbar, ist chirurgische Behandlung „prophylaktisch" in Erwägung zu ziehen, da die Infektionsgefahr bei gleichzeitiger Nebenhöhlenerkrankung wächst. Bei ausgeprägten Frakturen bzw. Impressionen besteht eine absolute Indikation zur Operation, da die Infektionsgefahr sehr groß ist.

Die Diagnose einer Liquorfistel ist ohne Meningitis nicht immer leicht. Ein chronischer Schnupfen sowie häufiges Schlucken infolge des Liquorträufelns weisen darauf hin. Gegenüber dünnflüssigem Nasensekret hilft die Untersuchung des Zuckergehaltes klären. Vermehrter Ausfluß beim Hängenlassen des Kopfes und beim Pressen spricht stets für Liquorausfluß.

Bezüglich des operativen Vorgehens gibt es grundsätzlich zwei Möglichkeiten. Die erstere besteht in der äußeren Enttrümmerung mit Nebenhöhlenausräumung und Naht der Dura von außen. Sie wird hauptsächlich von Otorhinologen (Voss 1936) durchgeführt. Da aber erfahrungsgemäß stets eine Verletzung des Stirnhirnes stattgehabt hat, ist die geordnete Versorgung der Hirnverletzung bei dem äußeren Zugangsweg erheblich in Frage gestellt. Die Neurochirurgie (CAIRNS 1937; TÖNNIS 1952) hat zweifellos einen besseren Weg zur vorderen Schädelbasis gewiesen, nämlich den transfrontalen.

Im eigenen Krankengut haben wir bisher 40 frontobasale Verletzungen auf transfrontalem Wege operativ versorgt. Es handelte sich dabei um 15 frische Traumen und 25 chronische Liquorfisteln. Einen durch die Operation bedingten Verlust hatten wir dabei nicht zu beklagen. Lediglich in zwei Fällen war eine Reoperation wegen einer weiteren Fistel erforderlich.

Hinsichtlich unseres eigenen operativen Vorgehens haben wir es für zweckmäßig gefunden, stets einen großen Hautlappen innerhalb der Haargrenze von Ohr zu Ohr zu bilden. Derselbe wird nach vorn präpariert und umgelegt. Dann erfolgt die Bildung eines Periostlappens, der ebenfalls nach vorn gestielt wird. Dieser gestielte, also noch durchblutete Periostlappen wird für die zusätzliche Deckung des Duradefektes verwandt. Dann erfolgt die osteoplastische Bildung eines bifrontalen Knochendeckels dicht oberhalb der Stirnhöhle. Derselbe wird zu einem M. temporalis gestielt, wodurch wiederum eine gewisse Blutzufuhr gewährleistet bleibt. Das weitere Vorgehen richtet sich dann nach der Lokalisation der Duraverletzung.

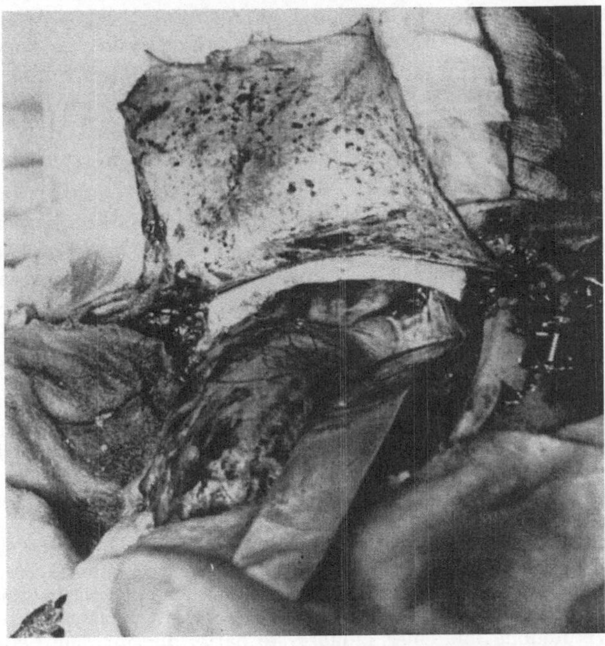

Abb. 13. Situs unter der Operation einer frontalen Liquorfistel. Die Galea ist nach Bildung eines bifrontalen Hautlappens nach vorn abpräpariert (verdeckt). Mit dem nach vorn gestielten Periostlappen wird die Duranaht gesichert. Die Dura ist von der Stirnhöhlenhinterwand abgeschoben und wird durch den Spatel zurückgehalten. Der Defekt in der Dura und dem Stirnbein liegt frei

Befindet sich dieselbe im Bereich der Stirnhöhlenhinterwand, so wählen wir den extraduralen Zugang (Abb. 13). Das Abschieben der Dura ist nach bifrontaler Craniotomie leicht möglich. Der Defekt der harten Hirnhaut wird in ganzem Umfang dargestellt und isoliert. Meist findet sich Hirngewebe in die Stirnhöhle prolabiert. Bei älteren Verletzungen ist dasselbe narbig. Es wird entfernt. Kontusionelle Hirntrümmer werden abgesaugt. Nach exakter Blutstillung wird die Dura dann mit Einzelknopfnähten fest verschlossen. Für die tiefste Naht ist eine sehr kleine

Nadel erforderlich. Nach Verschluß der Dura wird dann der vorgebildete gestielte Periostlappen auf die Nahtstelle gesteppt und ergibt einen doppelten Schluß. Daraufhin wird die Stirnhöhle ausgeräumt. Besteht eine direkte Verbindung zur Nase, so decken wir dieselbe dem Vorschlag von KRÜGER folgend durch ein freies Muskeltransplantat ab. Dadurch läßt sich ein sicherer Abschluß gewährleisten. Nach Anlage einer epiduralen Drainage durch Gegenincision wird der Knochendeckel wieder eingesetzt und fixiert. Galea- und Hautlappennaht beenden den Eingriff.

Wenn die Kommunikation aber zwischen dem Liquorraum und den Siebbeinzellen besteht, so muß der Zugangsweg intradural gewählt werden. Da die Seitenlokalisation nicht mit Sicherheit klinisch vorher zu bestimmen ist, halten wir auch hier den bifrontalen Zugangsweg für zweckmäßig, da erforderlichenfalls beide Seiten revidiert werden können. Die Fistel liegt meist in Gegend der Lamina cribrosa. Zum Verschluß sind mehrere Methoden brauchbar (Umkipplastik der Dura nach KUHLENDAHL, Falxplastik nach BÖHLER, freie Fascien- oder Muskeltransplantation, gehärtete Gelatine usw.). Wir bevorzugen die freie Muskeltransplantation.

Die transfrontale Versorgung der Duradefekte ist selbstverständlich nur dann erlaubt, wenn keine Infektion vorliegt. Bei bestehender Meningitis ist stets mit einer sekundären Wundheilung einschließlich Osteomyelitis des Knochendeckels zu rechnen. Liegt ein subdurales Empyem oder fortgeleiteter Hirnabsceß vor, so ist entsprechend zu behandeln (s. nächster Abschnitt). Besteht also ein Zweifel daran, ob lediglich eine Meningitis vorliegt, so ist stets eine Angiographie zur Abklärung durchzuführen. Der Liquorfistelverschluß darf erst nach vollständigem Abklingen der Meningitis vorgenommen werden.

Die mediobasalen Duraverletzungen mit Liquorrhoe aus dem äußeren Gehörgang heilen meist unter konservativer Behandlung innerhalb kurzer Zeit ab. Erfolgt aber ein Ausfluß von blutigem Hirnbrei aus dem äußeren Gehörgang, so muß eine klaffende Felsenbeinfraktur mit größerem Durariß vorliegen, der unbedingt operativ zu verschließen ist. Wir haben zwei derartige Fälle erfolgreich behandeln können. Der Zugang wurde dabei durch einen osteoplastischen Knochendeckel oberhalb des Ohres geschaffen.

Liquorfisteln, die von einer penetrierenden Verletzung des Hirnmantels ausgehen, sind sehr selten. Im eigenen Krankengut findet sich lediglich ein diesbezüglicher Patient.

Es handelte sich um einen 53jährigen Mann, der im Kriege 1943 durch Kopfschuß verwundet war. Neun Jahre später erkrankte er erstmalig an einer Meningitis, die sich im Laufe der nächsten zehn Jahre noch dreimal wiederholte. Es fand sich dann linksparietal ein Narbengebiet mit pulsierendem Knochendefekt und geringer Fisteleiterung. Nach Sistieren derselben führten wir den plastischen Verschluß der Dura und des Schädeldachdefektes durch. Bei der Operation zeigte sich, daß die Fistel Verbindung mit einer Liquorcyste hatte, die mit dem Seitenventrikel kommunizierte. Seit der Operation geht es dem Verletzten gut.

5. Der primäre und sekundäre traumatische Pneumocephalus

Der Nachweis einer Luftansammlung im Schädelinneren nach einem frischen Trauma ist, von den penetrierenden Verletzungen abgesehen, stets beweisend für eine Basisverletzung mit Durariß.

Da der Pneumocephalus bereits auf den Röntgenleeraufnahmen nachweisbar ist, sollte stets darauf geachtet werden.

Hinsichtlich der Nomenklatur einer Luftansammlung im Schädelinneren wird heute noch nicht einheitlich vorgegangen. Am häufigsten liest man wohl die Bezeichnung Pneumatocele. Daneben spricht man auch von Pneumatocephalus, Aerocele, Pneumocranium, Emphysema capitis usw. Von KÁSPAR (1936) wurde die allgemeine Bezeichnung Pneumocephalus empfohlen. KILLIAN (1939) wollte mit dem Ausdruck Pneumatocele auf den gesteigerten Druck hinweisen. Auch TÖNNIS und FROWEIN (1952) benutzten ausschließlich das Wort Pneumatocele. NIKOLAI und NOCKEMANN (1960) wiesen in einer sehr überzeugenden Arbeit darauf hin, daß sich die allgemeine und damit zunächst unverbindliche Bezeichnung Pneumocephalus direkt aufdränge, da sie grundsätzlich nichts anderes besagen soll, als daß krankhafte Luft im Schädelinneren nachzuweisen ist. Durch Adjektive kann die Lokalisation, Verlaufsform usw. ergänzt werden. Diese Charakterisierung halten wir für zweckmäßig und verwenden sie ebenfalls.

Ein Pneumocephalus vermag sich also in den anatomisch vorgezeichneten Spalten und Hohlräumen (epidural, subdural, subarachnoidal und intraventrikulär), aber auch in der Hirnsubstanz selbst (intracerebral) auszubreiten. Häufig liegt eine Kombinationsform vor. Eine Luftansammlung außerhalb des knöchernen Schädels wird mit Pneumocephalus externus bezeichnet. Einen Luftnachweis in der Orbita nennen wir einen Pneumocephalus orbitalis.

Ist der Pneumocephalus unmittelbar nach dem Trauma nachzuweisen, so handelt es sich um einen primären Pneumocephalus. Er kann sowohl durch spontanen Austausch von Liquor gegen Luft als auch durch einen Ventilmechanismus entstehen, wenn durch Druckerhöhung (Nießen, Pressen) Luft in das Schädelinnere ohne kompensatorischen Liquorfluß gepreßt wird.

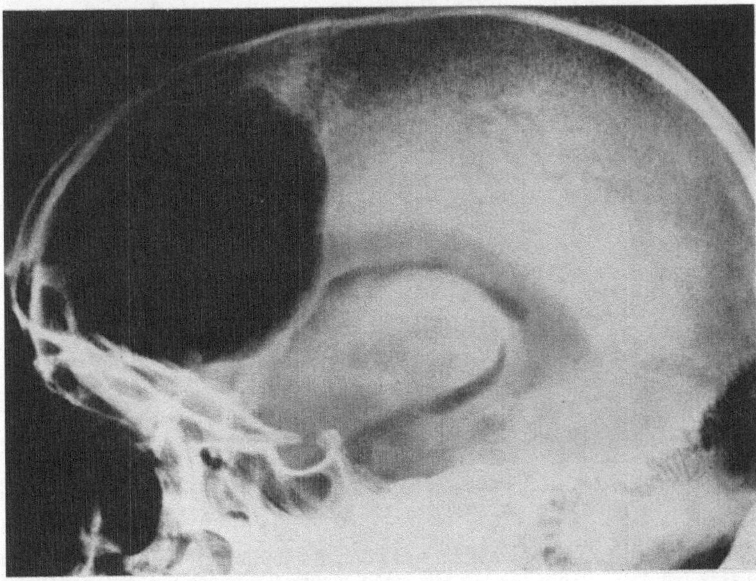

Abb. 14. Pneumocephalus mit Luftfüllung der Hirnkammern und apfelgroßer Luftansammlung im Stirnhirn nach Gesichtsschädelverletzung und frontobasaler Fraktur. Eine primäre operative Behandlung wurde von dem Verletzten abgelehnt. Die zu erwartende Meningitis trat nach ½ Jahr ein Daraufhin erfolgte der Verschluß der Durafistel

Der sekundäre traumatische Pneumocephalus entsteht erst nach Tagen, Wochen oder Monaten, meist durch Einpressen von Luft in eine Kontusionshöhle oder durch gasbildende Bakterien.

Die Häufigkeit des primären traumatischen Pneumocephalus ist aus dem Schrifttum noch nicht eindeutig zu beurteilen. Er wird im Allgemeinen als selten angegeben. KILLIAN (1939) berichtete über zehn Fälle. TÖNNIS und FROWEIN (1952) beschrieben fünf Verletzte. NIKOLAI und NOCKEMANN (1960) fanden im gesamten Schrifttum nur 35 Fälle beschrieben. Sie konnten aber an einem Krankengut von 1400 Schädelbrüchen 21mal einen primären Pneumocephalus internus nachweisen, was immerhin einer Häufigkeit von 1,5% entspricht und damit durchaus nicht ganz selten ist. SCHIMA (1961) fand allerdings bei 571 Schädelbasisfrakturen lediglich eine Luftansammlung in der Orbita.

Im eigenen Krankengut beobachteten wir bei 928 Schädelfrakturen achtmal einen Pneumocephalus internus und einmal einen Pneumocephalus orbitalis. Die Diagnose wurde dabei stets innerhalb der ersten 24 Std nach dem Trauma gestellt. Es handelte sich bei sieben Verletzten um eine kombinierte Form (Pneumocephalus subarachnoidalis und intraventricularis). Ein Beispiel zeigt Abb. 14.

Bei einem 21jährigen Motorradfahrer wurde nach einem Verkehrsunfall mit Gesichtsschädelverletzung und frontobasaler Fraktur bereits am ersten Tage neben einer Ventrikelfüllung eine apfelgroße Luftansammlung im Stirnhirn nachgewiesen. Eine primäre operative Behandlung wurde von dem Verletzten abgelehnt. Die erwartete Meningitis stellte sich nach ½ Jahr ein. Daraufhin erfolgte der Verschluß der Durafistel. Die Luft war zu diesem Zeitpunkt nicht mehr nachweisbar. An Stelle des intracerebralen Pneumocephalus fand sich eine entsprechend große Cyste. Nach der operativen Behandlung wurde der Verletzte wieder arbeitsfähig.

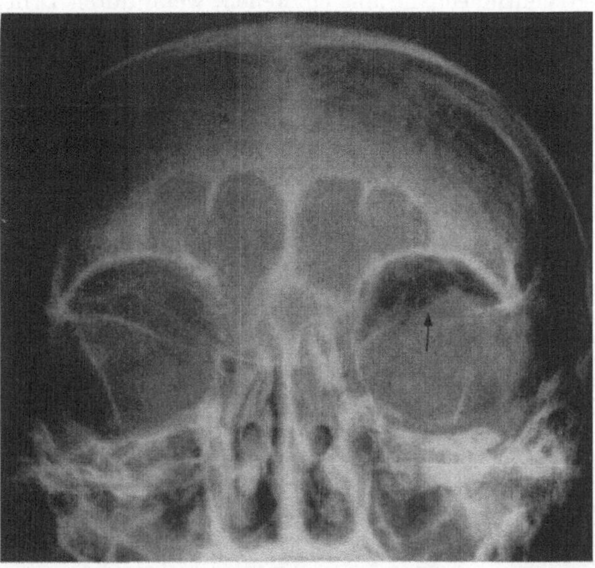

Abb. 15. Pneumocephalus orbitalis 12 Std nach frontobasaler Fraktur mit foudroyant verlaufender Meningitis. Die Luftansammlung (↑) war wie bei einem Hautemphysem tastbar

Sehr foudroyant verlief auch die Infektion des 55jährigen Pat. mit dem Pneumocephalus orbitalis (Abb. 15). 15 Std nach einem Treppensturz fiel der Verletzte in einen Status epilepticus und wurde komatös. Bei der anschließenden Aufnahme war der Liquor bereits eitrig. Die Infektion von einer Duraverletzung bei Siebbeinfraktur konnte durch konservative Behandlung beherrscht werden. Der Pneumocephalus war am linken Oberlid wie bei Hautemphysemen nach Thoraxtraumen deutlich tastbar. Der Duraverschluß erfolgte nach Abklingen der Entzündung. Der Verletzte wurde wieder beschwerdefrei.

Hinsichtlich der Therapie des primären traumatischen Pneumocephalus internus besteht noch keine einheitliche Auffassung. Nikolai und Nockemann halten eine operative Behandlung nicht für indiziert, da sie bei ihren 21 Fällen nur zwei letale Ausgänge infolge der gleichzeitigen Hirnverletzung und zwei beherrschbare Infektionen beobachteten. Auch Holub (1962) und Schima (1961) nehmen einen vorwiegend konservativen Standpunkt ein. Kraus (1963) empfiehlt die Operation, wenn es sich um einen Ventilpneumocephalus mit Hirndrucksteigerung handelt. Wie Tönnis, Pia u. a. halten wir selbst die operative Behandlung bei nachgewiesenem Pneumocephalus für absolut indiziert, da die stets drohende Meningitis, auch nach Resorption der Luft und scheinbarem Sistieren des Liquorflusses, eine wesentliche größere Gefährdung darstellt als der chirurgische Eingriff.

Bei dieser aktiven Einstellung haben wir einen sekundären Pneumocephalus, der nach dem Schrifttum häufiger sein soll als der primäre, nicht aufzuweisen. Daß ein sekundärer Pneumocephalus, dessen Prognose wesentlich ungünstiger ist, stets operativer Behandlung bedarf, wird allgemein betont.

6. Traumatische Infektionen des Schädelinneren

Die eitrige Meningitis bei Duradefekten, die mit einer Kommunikation zu den Nebenhöhlen einhergeht, wurde bei den frontobasalen Frakturen und dem Pneumocephalus bereits erwähnt. Die Meningitiden zeichnen sich also meist durch ihren foudroyanten Verlauf aus und beginnen häufig mit einem Krampfanfall. Im übrigen zeigen sie alle Symptome der Hirnhautentzündung, wie Bewußtseinstrübung bis zum Koma, Nackensteife, Fieber, motorische Unruhe und Zellvermehrung im Liquor. Herdzeichen fehlen häufig. Bei einer Frühmeningitis, also in den ersten Tagen nach dem Schädeltrauma, kann die Diagnose zunächst Schwierigkeiten bereiten, da die Symptomatologie auch durch eine Blutung in die Liquorräume verursacht sein kann. Erhöhung der Leukocyten und evtl. Nachweis von Bakterien im Liquor unterstützen den Verdacht. Die Spätmeningitiden bereiten kaum diagnostische Schwierigkeiten. Die Behandlung hat neben der antibiotischen Therapie vor allem in ausgedehnten täglichen Lumbalpunktionen zu bestehen und dann die Eintrittspforte zu beseitigen.

Bei einer offenen Schädelfraktur, bei welcher die Dura intakt geblieben ist, bleibt eine aufgetretene Infektion praktisch stets extradural. Der Extraduralabsceß zeichnet sich durch seine lokale Entzündung aus und ist den allgemeinchirurgischen Grundsätzen entsprechend mit breiter Eröffnung, Entfernung der nekrotischen Weichteile und Knochenpartien sowie ausgiebiger Drainage zu behandeln. Er heilt dann unter Hinterlassung einer Narbe meist gut ab.

Eine umschrieben cerebrale Infektion tritt praktisch nur bei verletzter Dura auf. Bleibt eine offene Hirnwunde unversorgt, so stellt sich vom dritten bis vierten Tage ab zunächst eine umschriebene Encephalitis und dann ein Frühabsceß ein. Da ein solcher in den ersten Tagen noch keine eigentliche Kapsel besitzt, droht infolge des umgebenden Hirnödems ein Hirnprolaps mit seinen deletären Folgen. Fortschreitende eitrige Encephalitis und schließlich ein Ventrikeleinbruch führen meist zum letalen Ausgang. Die wichtigste Therapie besteht hier also in

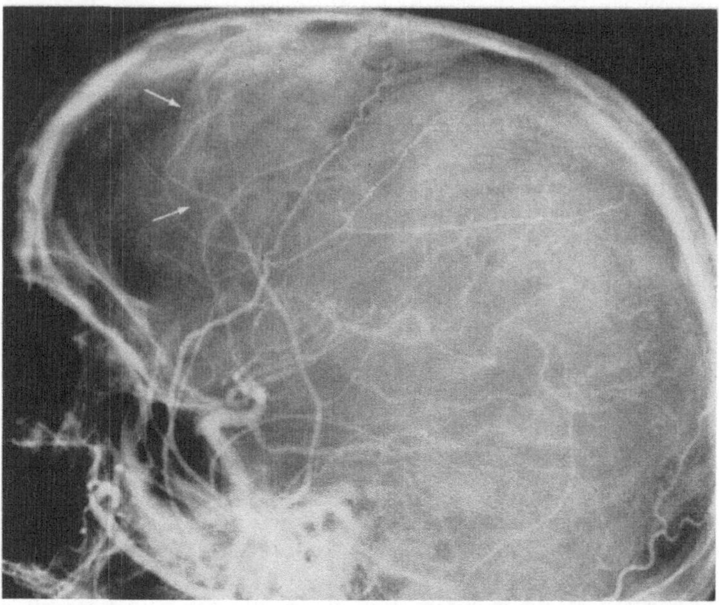

Abb. 16. Subdurales Empyem drei Wochen nach frontobasaler Fraktur. Im Angiogramm sind die Gefäße im Frontalbereich mit scharfer Begrenzung von der Kalotte abgedrängt (⇉). Die Randgefäße erscheinen dabei vermehrt durchblutet und weitgestellt. Einzelne Äste der Meningealgefäße reichen weiter frontalwärts. Bei der Operation wies die eitrige Entzündung bereits eine Abscesskapsel auf

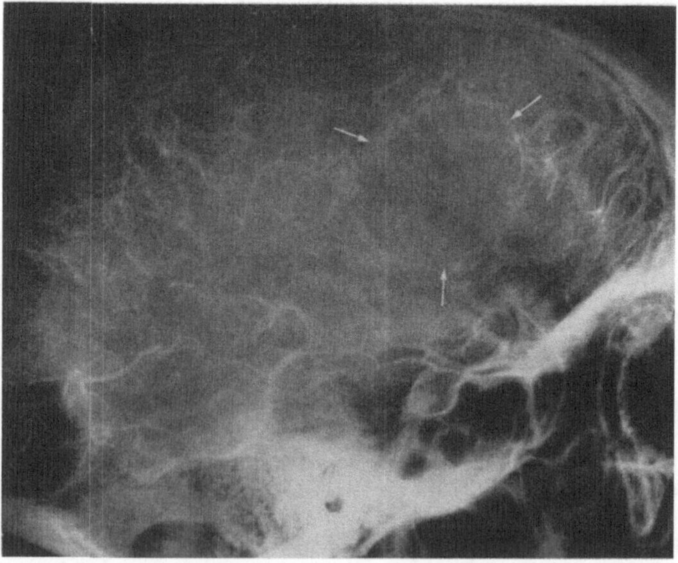

Abb. 17. Angiogramm eines frontalen Hirnabscesses. In der venösen Phase stellt sich die ausgebildete Kapsel durch einen umgebenden Gefäßwall (↓↑) sowie durch eine zarte Anfärbung der Kapselgefäße dar

der Prophylaxe in Form der primären sachgerechten Wundversorgung. Das Auftreten eines Frühabscesses, auch bei penetrierenden Verletzungen, stellt dann sicherlich ein ziemlich seltenes Ereignis dar.

Bleibt eine Infektion nach einer isolierten Duraverletzung umschrieben, so vermag sich ein Subduralabsceß bzw. ein subdurales Empyem auszubilden. Die Symptomatologie dieser Infektion besteht in allgemeinen Hirndruckzeichen, Halbseitenbefunden und Krampfanfällen. Der Verlauf kann sich akut und subakut gestalten. Die Diagnose eines subduralen Empyems läßt sich nur angiographisch näher objektivieren.

Abb. 16 zeigt ein Angiogramm einer 17jährigen Pat. mit einem frontalen subduralen Empyem, welches drei Wochen nach frontobasaler Fraktur zu einem akuten Zustandsbilde führte.

Die Mehrzahl der subduralen Empyeme ist temporoparietal lokalisiert und auf infizierte subdurale Blutungen zurückzuführen. Die Infektion kann bei offenen Verletzungen direkt erfolgen, wenn die Blutstillung nicht exakt durchgeführt war. Bei geschlossenen Verletzungen ist eine hämatogene Infektion eines nicht entfernten subduralen Hämatoms anzunehmen. Die angiographischen Abweichungen entsprechen denen der subduralen Blutungen und sollen in deren Zusammenhang besprochen werden.

Die Therapie der *subduralen Abscesse* und *Empyeme* besteht in einer Absaugung des Eiters und einer subduralen Drainage. Die Überlebenschancen sind dabei nicht ungünstig. Mit einem symptomatischen Anfallsleiden ist aber stets zu rechnen.

Von einer erheblichen klinischen Bedeutung sind die traumatischen *Spätabscesse*. Sie stellen eine häufige Komplikation penetrierender Hirnverletzungen dar. Bis zu ihrem Auftreten vergehen mindestens drei Wochen. Dann erst kommt es zur Ausbildung einer Membran um den Absceß (FALCONER 1941, 1943). Um eingesprengte Fremdkörper und Knochenfragmente herum können sich auch nach vielen Jahren noch Spätabscesse bilden. Noch jetzt erleben wir jährlich mindestens einen derartigen Absceß aus dem letzten Kriege.

Die Symptome eines traumatischen Hirnabscesses unterscheiden sich nicht von denen der fortgeleiteten und metastatischen Abscesse. Im Vordergrund steht die akute allgemeine Hirndrucksteigerung infolge des begleitenden Hirnödems. Herdzeichen und Krampfanfälle können vorhanden sein. Eine Meningitis fehlt im Erwachsenenalter meist.

Die Diagnose läßt sich wiederum nur *angiographisch* erhärten. Es finden sich entweder Verdrängungen wie bei einem nicht vascularisierten Tumor. Bisweilen stellen sich zarte Kapselgefäße direkt dar (HEEP 1949). Ein weiteres wichtiges angiographisches Phänomen wurde von SUNDER-PLASSMANN (1949) erstmalig beschrieben, das wir in der Folgezeit mehrfach beobachten konnten. Bei einem traumatischen Spätabsceß waren die umgebenden Gefäße einschließlich der Capillaren auffällig weitgestellt (Abb. 17). Wir sind heute davon überzeugt, daß es sich dabei um eine entzündliche Hyperämie wie bei jeder Entzündung am übrigen Körper handelt. Die gleiche Gefäßreaktion haben wir wiederholt auch bei Encephalitiden und Meningitiden gesehen.

In der Therapie der Spätabscesse ist die früher geübte offene Drainagebehandlung heute weitestgehend der *Punktions- und Exstirpationsbehandlung* gewichen (VINCENT 1938; PENNYBACKER 1941; TÖNNIS 1943; LEMKE 1944; FASIANI und BEDUSCHI 1951 u. a.). Es wird also zunächst eine Punktion der Absceßhöhle mit einer Cushing-Kanüle durchgeführt, wobei der Eiter abgesaugt, die Höhle ausgespült und ein Antibioticum instilliert wird. Diese Punktion muß eventuell wiederholt werden, bis die Kapsel geschrumpft ist und sich das Ödem verringert hat. Ein Teil der Abscesse kommt dadurch bereits zur Abheilung. Bei den übrigen wird die geschrumpfte Kapsel totalexstirpiert. Durch diese Behandlung ist die Prognose der Hirnabscesse wesentlich gebessert (WEBER 1957).

Wenn sich in einem Hirnabsceß pathogene Keime befinden, die Gas produzieren, so kann röntgenologisch eine Differentialdiagnose gegenüber einem Pneumocephalus bestehen. Diese Fälle sind aber selten. Intrakranielle traumatische Infektionen durch Pilze sind in unserem Lande ausgesprochen selten. Auf derartige Erkrankungen hat insbesondere IRSIGLER (1961) aus seinem südafrikanischen Tätigkeitsbereich hingewiesen.

7. Dura- und Schädeldachplastiken

a) *Duraplastik*

Die intakte Dura stellt ohne Zweifel den besten Schutz gegen eine Infektion des Hirns dar. Eine optimale Prophylaxe setzt also bei den offenen Hirnverletzungen einen Verschluß der harten Hirnhaut voraus. In der Mehrzahl der Fälle läßt sich dieser Verschluß durch direkte Naht erzielen. Ist der Defekt aber so groß, daß eine Ligatur nicht mehr möglich ist, so muß ein plastischer Ersatz geschaffen werden.

Für eine Duraplastik sind bisher zahlreiche Methoden angegeben worden. ANGSTWURM, JAKOBY und WEBER (1963) haben jüngst in einem umfangreichen Referat über die versuchten und geübten Verfahren berichtet. Die zahlreichen angegebenen Möglichkeiten besagen schon von vornherein, daß es eine Ideallösung bisher nicht gibt.

Die Dura selbst besitzt zwar eine sehr gute Regenerationskraft, die mit der des Peritoneums vergleichbar ist (DAVIS 1942). Kleinere Defekte heilen dementsprechend unter der deckenden Schädelkalotte bzw. den geschlossenen Weichteilen innerhalb kurzer Frist zu. Da aber bei den offenen Hirnverletzungen praktisch stets unterhalb des Duradefektes auch die weichen Hirnhäute mit der Hirnrinde verletzt sind, reicht die Zeit der Eigenheilung nicht aus, um die Möglichkeit einer Infektion, einer Liquorfistel oder eines Hirnprolapses zu verhindern.

Zur Duraplastik sind auto-, homoio-, hetero- und alloplastische Materialien angegeben worden. Da jedes Fremdmaterial zu Narbenbildungen führt, bleibt die frische Autoplastik wohl stets die optimale Lösung des Problems. Bei einer penetrierenden Impression kann man deshalb so vorgehen, daß durch eine Verschiebung der gesunden Dura ein Verschluß über dem Trümmerkanal der Hirnsubstanz und unter-

halb des umschriebenen Kalottendefektes erreicht wird, wobei dann
irgendein anderes Transplantat von der Verletzungsstelle entfernt eingesetzt wird. Hier befindet sich ja noch intakte Arachnoidea und decken-
der Knochen. Die heile Spinnwebshaut aber verhindert eine Narbenbildung meist. Da die Dura zweischichtig ist, kann man auch das äußere
Blatt durch Umkippen benutzen (BRÜNING 1912).

Auch duraähnliche Gewebe sind vielfach zur Plastik angewandt. Das
körpereigene Material in frischem Zustand ist stets gewebefreudig und
verursacht keinerlei Überempfindlichkeitsreaktionen. Galea-Periost-
lappen sind im letzten Kriege häufig verwandt worden (TÖNNIS). Auch
die freie Transplantation aus der Fascia lata (KIRCHNER 1909) ist oftmals benutzt. Für Notfälle dürfte sie auch heute noch sehr zu empfehlen sein (GUND 1960).

Bei der Besprechung der Liquorfisteln wurde bereits erwähnt, daß
auch Muskelgewebe durchaus brauchbar ist, um Duradefekte sicher zu
schließen. Bei den frontobasalen Fisteln ist die freie Muskeltransplantation vielfach zur Standardmethode geworden. Fettgewebe, Netz u. a.
haben nur noch historisches Interesse.

In den letzten Jahren wurde die Verwendung *lyophilisierter Leichendura* wiederholt vorgeschlagen (SEWELL und KOTH 1954; CRAWFORD 1957; KISS 1958; STRELI
1959; WEICKMANN und STEINKE 1959; BURMEISTER 1962; ANGSTWURM, JAKOBY
und WEBER 1963 u. a.). Die zur Plastik vorgesehene Dura muß möglichst kurz
nach dem Tode unter aseptischen Bedingungen entnommen und durch Kälte-
trocknung aufbereitet werden (WEICKMANN). Dieser Aufwand ist allerdings ziemlich kompliziert und dürfte deswegen solange keine allgemeine Verbreitung finden,
wie die Präparate nicht auf dem Markt erhältlich sind.

Von den heteroplastischen Materialien besitzen zur Zeit besonders
der gehärtete Gelatineschwamm und die Kollagenmembran ein klinisches Interesse. Die Brauchbarkeit der gehärteten Gelatine haben besonders HEPPNER und DIEMATH (1962) beschrieben. Sie stellen fest, daß
diese Substanz sich als gewebsfreundlich erwies und innerhalb weniger
Wochen in körpereigenes Gewebe umgewandelt wird, wobei durale
Neomembranen entstehen und Synechien mit dem Nervengewebe aus-
bleiben. Daß auch Kollagenmembranen, die aus gewalzten Achilles-
sehnen von Rindern hergestellt sind, durchaus zum Duraersatz brauchbar sind, haben wir an zahlreichen angewandten Fällen selbst nachweisen können. Wundheilungsstörungen mit Absonderung leimartigen
Sekretes, wie es ANGSTWURM, JAKOBY und WEBER beobachteten, haben
wir dabei nicht erlebt. Die Verwendung von Kollagenmembranen können wir deshalb durchaus empfehlen.

Ob sich unter den alloplastischen Materialien brauchbare Präparate
befinden, läßt sich noch nicht eindeutig beurteilen. Frühere Versuche
mit Silbermembranen, Celluloid, Gummi, Billroth-Battist usw. haben
sich vor allem den autoplastischen Materialien gegenüber nicht durch-
setzen können. Es liegt aber durchaus im Bereich des Möglichen, daß
aus den synthetischen Stoffen auf der Basis der zur Herstellung von
Arterienprothesen benutzten Verbindungen auch brauchbare Duraplastiken gefunden werden. Von TENG und PAPATHEODOROU (1963) u. a.
wurde bereits das Teflon empfohlen.

b) *Schädeldachplastik*

Die Indikation zu einer Schädeldachplastik ist in erster Linie kosmetischer bzw. psychologischer Natur. Durch die Entstellung fühlt sich mancher Pat. mit pulsierendem Schädeldachdefekt beeinträchtigt, was zu erheblichen Komplexen führen kann. Dazu kommen vielfach Vorstellungen einer schwachen „Siegfriedstelle", daß das Hirn unterhalb des Knochendefektes besonders gegen mechanische und thermische Einwirkungen verletzbar sei. Diese Gefährdung wird aber zweifellos überschätzt. Wir kennen etliche Pat., bei denen ein handtellergroßer osteoplastischer Knochendeckel wegen tumoröser Infiltration entfernt wurde, ohne daß besondere Beschwerden dadurch bedingt waren. Unterhalb der Schläfen- und Nackenmuskulatur ist eine Lücke in der Schädelkalotte völlig belanglos. Die Liquordruckverhältnisse sind ebenfalls nicht von der Intaktheit des knöchernen Integumentes abhängig.

In der Traumatologie ist eine Schädeldachplastik nie eine dringliche Operation. Sie sollte nicht bei der ersten Wundversorgung durchgeführt werden. Bei offenen Impressionen und penetrierenden Verletzungen sind stets etliche Wochen nach völliger Abheilung der Hautwunde abzuwarten. Nach sekundärer Wundheilung ist diese Zeitspanne auf mindestens sechs Monate zu verlängern.

In erster Linie sind es also die knöchernen Defekte im Bereich des unbehaarten Kopfes, also der Stirn und der vorderen Schläfenpartien, die für eine plastische Versorgung in Frage kommen. Hinsichtlich der Methodik ergibt sich eine Diskussion heute hauptsächlich über die Art der verwandten Transplantate.

Wie bei den Duraplastiken stehen auch bei der Deckung von Schädeldachlücken Materialien auto-, homoio-, hetero- und alloplastischer Natur zur Verfügung. Es ergeben sich dabei die gleichen allgemein-chirurgischen Probleme wie bei jeder Knochenplastik am übrigen Organismus. In jüngster Zeit hat besonders NOCKEMANN (1961) dazu eingehend Stellung genommen.

Beim Studium der Literatur ist es auffällig, daß die Mehrzahl der allgemeinchirurgisch tätigen Autoren die Knocheneinpflanzungen bevorzugt. Die alloplastischen Operationsverfahren werden dagegen mehr von Neurochirurgen empfohlen.

Wie LAUBER (1947), DÜBEN (1949), McCLINSTOCK (1951), KIEHN (1953), ULITSCH (1959) u. a. verwenden wir selbst vorzugsweise die autologe Transplantation und benutzen seit Jahren nur noch Pflänzlinge aus dem Beckenkamm. Bei sehr großen Defekten wird dabei aus beiden Beckenkämmen ein Span entnommen. Die gewölbte Darmbeinschaufel paßt sich meist der Rundung des Schädeldaches ausreichend an. Eine gewisse Modellierung ist aber wegen der relativen Weichheit durchaus möglich. Den zusätzlichen Eingriff an der Entnahmestelle halten wir für bedeutungslos. Es genügt ohne weiteres die halbierte Beckenschaufel, so daß keinerlei funktionelle Beeinträchtigung eintreten kann. Abb. 18a und 18b zeigen einen frontalen Schädeldefekt vor und

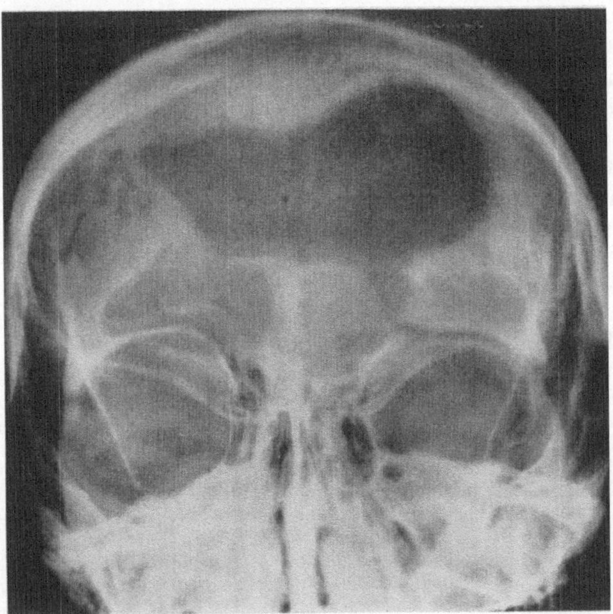

Abb. 18a. Großer Stirnbeindefekt mit Hirnpulsation nach offener frontaler Impressionsfraktur

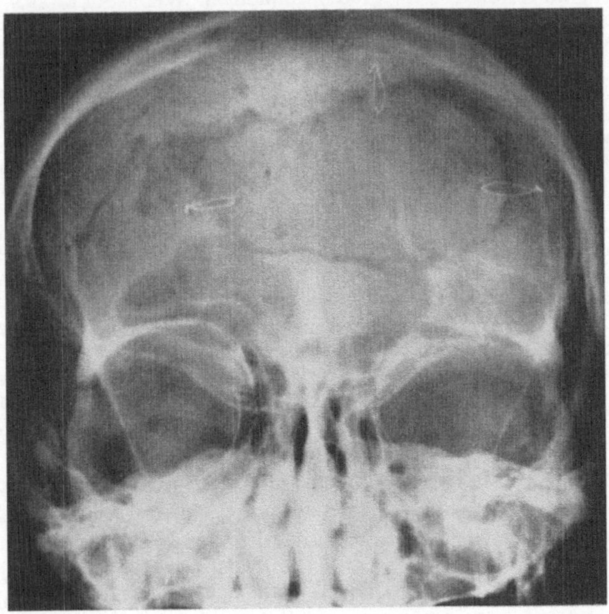

Abb. 18b. Zustand nach Deckung des Defektes durch ein frisches autoplastisches Transplantat aus dem Beckenkamm mit Fixation durch drei Drahtschlingen

nach der Transplantation. In gleicher Weise haben wir 30 Plastiken aus dem Beckenkamm durchgeführt. Sie sind sämtlich primär eingeheilt.

Tibiaspäne halten wir für eine Schädeldachplastik weniger geeignet. Besser sind noch halbierte Rippen zu gebrauchen. Ihre Einheilung dauert aber länger, da man mehrere Stücke einfügen muß. Die rascheste Einheilung erfolgt bei einem einzigen Span (NOCKEMANN 1960).

Beim Einsetzen des Knochentransplantates in den Schädeldachdefekt ist es wichtig, daß eine möglichst große Berührungsfläche des Pflänzlings mit dem Defektrand hergestellt wird und die Osteosynthese stabil erfolgt.Letzteres läßt sich durch mindestens drei Drahtschlingen gut erreichen. Auch Kirschnerdrähte sind dafür brauchbar (KLINGLER 1961 u. a.).

Der Um- und Einbau eines freien Knochentransplantates erfolgt in einem Schädeldachdefekt grundsätzlich wie am gesamten übrigen Skeletsystem. Am Schädel herrschen lediglich insofern andere Verhältnisse, indem einmal die Berührungsflächen wesentlich kleiner sind als z. B. bei einem Phemisterspan. Des weiteren fehlt jeder funktionelle Reiz in Form von Druck-, Zug- und Abscherkräften, die bei der Knochenneubildung bekanntlich eine sehr wesentliche Rolle spielen. Entsprechend erfolgt der Einbau eines Schädeltransplantates in einem erheblich längeren Zeitraum. NOCKEMANN sagt sehr zutreffend, daß wir bei der Schädeldachplastik gleichsam eine Knochentransplantation im Zeitraffertempo sehen. Daß aber das eigentliche Ziel einer Knochentransplantation, nämlich die Heilung eines knöchernen Defektes auch an der Schädelkalotte erreicht werden kann, läßt sich vielfältig klinisch und röntgenologisch beweisen.

Schädeldachplastiken mit homoiologem Spanmaterial wurden besonders von ELLIOTT (1951); SICARD (1951); STRELI (1955); BETTAG (1956); BETZEL (1959); ROHR (1960) und NOCKEMANN (1961) empfohlen. Wie NOCKEMANN ausführlich demonstriert hat, können die kältekonservierten homoiologen Transplantate wie autoplastisches Material einheilen.

In den letzten Jahren sind erneut heterologe Transplantationsmethoden mit chemisch vorbehandelten Tierknochen angegeben worden (LOOSE u. Mitarb. 1956; BAUERMEISTER und MAATZ 1957). Den entscheidenden Punkt in der Bedeutung des sogenannten Kieler Knochenspans sehen BAUERMEISTER und MAATZ in der weitgehenden Enteiweißung des tierischen Materials, so daß keine Antigen-Antikörperreaktion sich hemmend auf den knöchernen Umbau des Transplantates auswirkt. Die Methode ist an sich verlockend, da das Material im freien Handel erhältlich ist. Wie FUCHS, STEGEMANN und EGER (1963) aber jüngst durch chemische Analysen nachweisen konnten, enthält der Kieler Knochenspan sowohl das gesamte Kollagen-Eiweiß als auch einen Teil undefinierter Proteine. Damit aber steht ein endgültiges Urteil über diesen Span noch immer aus.

Die alloplastischen Verfahren haben sich in den letzten Jahren auf zwei Materialgruppen beschränkt, nämlich auf metallische Platten aus Vitallium, Tirconium oder Tantal sowie auf verschiedene Acrylsäurederivate (Paladon, Palavit, Palacos usw.). Die letzteren sind in Deutschland von ISSEL und KRÜGER zuerst verwandt. Über methodische Verbesserungen berichteten zuletzt SIMON (1960), GÖHRING (1960) und HEPPNER (1963).

Wir selbst haben eine Alloplastik nicht durchgeführt und kennen sie nur von Pat. her, die anderweitig behandelt wurden. Eine abschließende Beurteilung wagen wir deshalb nicht zu geben. Es sei aber darauf hingewiesen, daß von K. H. BAUER (1950), BÜRKLE DE LA CAMP (1958), OETTEL (1960) u. a. ausführlich dargelegt wurde, daß alloplastisches Material immer für den Organismus ein Fremdkörper ist und bleibt. Es kann niemals „einheilen", sondern nur vom Körper als ein Ersatz „ertragen" werden. Dazu bleibt stets die Belastung der Möglichkeit einer malignen Entartung der Umgebung. Wenn heute eine alloplastische Hüftgelenkprothese vor dem 60. Lebensjahr allgemein abgelehnt wird, so zwingen sich uns hier Parallelen direkt auf.

Wenn NOCKEMANN (1961) auf Grund der Spätergebnisse von Schädeldachplastiken mit Knochen eindeutig feststellte, daß kein entscheidender Grund für die Notwendigkeit eines alloplastischen Vorgehens besteht, so fassen wir unsere derzeitige Auffassung dahingehend zusammen, daß der frische autologe Knochenspan allen anderen Transplantaten überlegen ist.

III. Geschlossene Verletzungen des knöchernen Schädels

Die Besprechung der geschlossenen Frakturen des Schädeldaches in einem gesonderten Kapitel ergibt sich daraus, daß bei diesen Verletzungen ein sehr wesentlicher Faktor, nämlich die Infektionsmöglichkeit entfällt. Damit aber sind die therapeutischen Richtlinien völlig unterschiedlich gegenüber den offenen Verletzungen. Zahlenmäßig betrachtet sind die geschlossenen Frakturen selbstverständlich wesentlich häufiger als die offenen. Im eigenen ausgewählten Krankengut finden sich allerdings unter 221 Impressionsbrüchen 103 offene Verletzungen. Diese Zahl ist aber sicherlich nicht zu verallgemeinern, da die überwiegende Mehrzahl der geschlossenen Schädelfrakturen in allgemeinchirurgischen Abteilungen behandelt wird.

1. Schädeldachbrüche

Jeder Bruch der Schädelkalotte beweist zunächst, daß eine erhebliche Gewalteinwirkung stattgehabt haben muß. Frakturen ohne Dislokation sind, lokal gesehen, ohne Bedeutung. Sie heilen unter konservativer Behandlung spontan ab. Die Heilung dauert allerdings wesentlich länger als z. B. an den Extremitäten. Das Schicksal eines Verletzten mit einem Schädeldachbruch hängt allein von den eventuell auftretenden Komplikationen ab. Röntgenleeraufnahmen sollten nie unterlassen werden, da sie vielfach wertvolle Hinweise liefern. Auf die Besonderheiten im Kindesalter wird im entsprechenden Abschnitt (s. S. 101) hingewiesen.

2. Impressionsfrakturen

Während die offenen Impressionsbrüche einer umgehenden operativen Behandlung bedürfen, sind die meisten geschlossenen nicht als dringlich anzusehen. Lediglich bei gleichzeitiger Verletzung eines Sinus oder Vorliegen einer extracerebralen Blutung bzw. gröberen Hirnrindenverletzungen ist sogleich zu operieren. Unkomplizierte gedeckte Impressionen können ohne weiteres eine Woche bis zur Hebung konservativ behandelt werden. Geringgradige Impressionen, d. h. bis halbe Kalottendicke, dürfen auch belassen werden. Lediglich über der Zentralregion empfehlen wir, auch solche Impressionen zu beseitigen, da sie möglicherweise als Fokus für ein symptomatisches Anfallsleiden in Frage kommen können. Das operative Vorgehen entspricht dem bei den offenen geschilderten weitgehend.

3. Basisfrakturen

Die klinische Diagnose stützt sich auf ein Fernhämatom (Brillenhämatom, retroauriculäres Hämatom, Hämatotympanon), eine Blutung aus den Orifizien und auf Hirnnervenschädigungen. Wenn das Trauma die Nasenwurzel oder die Orbita direkt betroffen hat, ist ein Brillenbzw. Monokelhämatom oder eine Blutung aus der Nase nicht für eine Basisfraktur beweisend. Röntgenologisch sind die Schädelgrundbrüche nur teilweise nachzuweisen. Die zahlreichen Buchten und Krypten lassen vielfach eine röntgenologische Objektivierung nicht zu. Die Diagnose muß also häufig rein klinisch gestellt werden. Von den Hirnnervenschädigungen spricht ein Riechnervenausfall mehr für eine frontale Kontusion als für eine Fraktur. Alle übrigen weisen auf einen Bruch hin (s. S. 91).

Die Behandlung der geschlossenen Schädelbasisfraktur ohne Komplikation von Seiten der Hirnnerven oder der Hirngefäße ist stets konservativ. Lediglich massivere Blutungen können einmal eine Indikation zu einem aktiven Vorgehen ergeben.

IV. Folgen der gedeckten Schädeltraumen

Die gedeckten Schädeltraumen sind zahlenmäßig selbstverständlich wesentlich häufiger als die offenen. Im eigenen ausgewählten Krankengut beträgt das Verhältnis zwar 93,3% : 6,7%. Im gesamten Volkskörper verschieben sich diese Zahlen zweifellos weiter zur Seite der gedeckten Verletzungen.

Während die Diagnose der offenen Schädelhirntraumen meist einfach ist, ergeben sich bei den Folgen der gedeckten Verletzungen mannigfaltige Schwierigkeiten. Es ist hier sogar überwiegend so, daß die Diagnose erst nach Abschluß der Beobachtung und Behandlung gestellt werden kann, wenn ein sogenannter Querschnitt hinsichtlich des Verlaufes vorliegt (TÖNNIS). Dabei ist es nun sehr wichtig zu wissen, daß einerseits anfänglich lebensbedrohlich erscheinende Zustände in vollständige Heilung ausgehen können, andererseits aber auch primär recht harmlos erscheinende Traumen durchaus die Möglichkeit schwerster Komplikationen in sich bergen.

Diese Unheimlichkeit aber muß jedem Chirurgen dazu Veranlassung geben, stets wachsam zu sein und rechtzeitig differential-diagnostische Erwägungen anzustellen, damit die komplizierenden Folgen möglichst umgehend erkannt und entsprechend behandelt werden. Nur eine laufende Überwachung des Frischverletzten wird vor unliebsamen Überraschungen schützen.

1. Der funktionelle traumatische Hirnschaden (Commotio cerebri)

Es muß hier vorweg gesagt werden, daß es sicherlich zweckmäßig wäre, den Begriff Commotio cerebri oder Hirnerschütterung fallen zu lassen und statt dessen von einer funktionellen traumatischen Hirnschädigung zu sprechen. Zieht sich doch durch das Schrifttum der letzten Jahrzehnte wie ein roter Faden das Bemühen, die verschiedenen

Arten der cerebralen Traumen, nämlich die funktionelle Schädigung oder Commotio und die anatomische oder Contusio phänomenologisch zu erfassen, um sie klinisch diagnostizieren zu können (TÖNNIS 1963). Entsprechend ist die pathologische Anatomie und Physiologie ein häufiger Gegenstand der Auseinandersetzungen gewesen.

Während v. BERGMANN (1886) bei der *Commotio* den Ort der flüchtigen Schädigung vorwiegend in der Großhirnrinde sah, erblickten REICHARDT (1927), GAMPER (1938), WANKE (1938), BAY (1939) u. v. a. den Hirnstamm als wesentlichen Schädigungspunkt. Dieser Auffassung wiedersprachen RITTER (1926), TÖNNIS (1951), QUADBECK (1955), ZÜLCH (1956) u. a. HALLERVORDEN (1957) sah in Anlehnung an SPATZ (1951)eine mechanische Allgemeinschädigung des gesamten Hirns als Ursache aller klinischen Erscheinungen der Hirnerschütterung an, wobei einer thixotropen Viscositätsänderung eine besondere Bedeutung beigemessen wurde. SELLIER und UNTERHARNSCHEIDT (1963) glaubten diese Theorie widerlegen zu können und folgerten aus ihren experimentellen Ergebnissen, daß der Hirnstamm bei der Commotio nicht primär, sondern sekundär nach der Hirnrinde betroffen wird. In Tierversuchen konnten sogar die erforderlichen Gewalteinwirkungen gemessen werden. Da auch unterschwellige Traumen erhebliche Schäden zur Folge haben können, wenn sie innerhalb kurzer Frist wiederholt werden, wurde der Begriff der *Subcommotio* geprägt. Diese Bezeichnung besitzt durchaus eine klinische Bedeutung, z. B. bei Boxern, Fußballspielern mit wiederholtem Ballköpfen und evtl. sogar bei Fahrern in erschütternden Fahrzeugen.

Nach WANKE hat die Diagnose Commotio einen zweifachen Inhalt. Sie enthält das rein psychische Syndrom (Bewußtlosigkeit, Gedächtnislücke), das bei isoliertem Auftreten eine günstige Prognose besitzt, sowie das vegetative Syndrom, das seinem Wesen nach ein klares Hirnstammsyndrom (Unbesinnlichkeit, Kopfschmerzen, Schwindel, Übelkeit, Erbrechen u. a.) darstellt. Dieses vegetative Syndrom wird durch Reizung der im Zwischenhirn gelegenen vegetativen Kerne und Areale ausgelöst. Es kann günstig verlaufen, aber im verzögerten Ablauf auch irreversible Veränderungen des gesamten Gehirns bis zur Atrophie verschiedenen Grades zurücklassen.

Da sich zumindest innerhalb der ersten Zeit nach dem Unfall eine klare Trennung zwischen Commotio und Contusio nicht ziehen läßt, hat sich TÖNNIS veranlaßt gesehen, die gedeckten traumatischen Hirnschäden nach der Beobachtung des Krankheitsverlaufes und der Dauer der Rückbildungsfähigkeit der Symptome zu unterscheiden. TÖNNIS teilte in drei Schweregrade ein. Der traumatische Hirnschaden I. Grades ist durch eine Rückbildung aller Symptome innerhalb von vier Tagen gekennzeichnet und entspricht also etwa dem der Commotio.Der II. Grad hat eine Rückbildungsdauer bis zu drei Wochen und ist vergleichbar einer leichteren Contusio cerebri. Der III. Grad zeichnet sich durch eine noch längere oder unvollkommene Rückbildung aus und hat demnach Beziehungen zur schweren Contusio. Diese Einteilung wurde auch von BÜRKLE DE LA CAMP empfohlen.

BUES gliederte die gedeckten Hirnverletzungen nach der Dauer der Bewußtlosigkeit bzw. der Benommenheit in vier Schweregrade auf: I. Grad, mit Bewußtlosigkeit und Benommenheit bis 1 Tag; II. Grad 1 bis 4 Tage; III. Grad bis zu 10 Tagen; IV. Grad über 10 Tage.

Von UNTERHARNSCHEIDT (1958, 1963) und N. MÜLLER (1961, 1962) konnten kreislaufbedingte Nekrosen des Hirns nachgewiesen werden, ohne daß kontusionelle Schäden vorlagen. Danach sind also gewisse Traumen von Kommotions- bzw. Subkommotionsstärke imstande, über Durchblutungsstörungen erhebliche sekundäre Schäden zu erzeugen.

Die Diskussionen um den Begriff der Commotio cerebri sind also noch immer in vollem Gange. Es dürfte sicherlich einmal soweit kommen, daß nur noch von traumatischen Hirnschäden verschiedener Schweregrade gesprochen wird. Bevor aber keine einheitliche Abgrenzung und Klassifizierung getroffen ist, wird es für den Allgemeinchirurgen schwer sein, ganz auf die klassische Einteilung der Hirntraumen zu verzichten.

Für die sogenannte tägliche Praxis kann und soll die Commotio einen völlig reversiblen und ziemlich schnell abklingenden Vorgang ohne jegliches faßbare anatomische Substrat darstellen. Die Diagnose ist also nach rein klinischen Gesichtspunkten zu stellen. Das dominierende Symptom ist die sofort einsetzende Bewußtlosigkeit mit momentaner Lähmung der willkürlichen Muskulatur und Reflexlosigkeit. Der Bewußtlosigkeitsverlust dauert selten länger als eine Viertelstunde. Dann schlägt der Verletzte die Augen auf und bewegt sich wieder, befindet sich aber noch in einem Dämmerzustand, der meist nicht länger als eine Stunde andauert. Während dieser Zeit oder auch bald nach Wiedererlangung des normalen Bewußtseins tritt meist Erbrechen auf. Späteres Erbrechen, insbesondere nach mehr als 12 Std, ist nicht mehr auf die Commotio zurückzuführen. Die neurologischen Befunde sind nicht pathologisch. Kreislauf und Atmung bleiben unverändert. Stellen sich die Zeichen eines Schocks ein, so sind die Ursachen anderweitig zu begründen. Für die Zeit der Bewußtlosigkeit und des Dämmerzustandes besteht eine obligate Erinnerungslücke. Die Kopfschmerzen sind meist nur mäßig und dauern selten über 48 Std an. Darüber hinausgehende und besonders sich verstärkende Kopfschmerzen sind auf schwerwiegendere Komplikationen verdächtig oder aber psychogen bedingt.

Die Therapie der Hirnerschütterung ist der spontanen Reversiblität entsprechend rein symptomatisch, d. h. ein bis drei Tage Bettruhe und Verordnung milder Analgetica gegen die Kopfschmerzen. Stationäre Beobachtung ist nur deswegen anzuraten, weil kurz nach dem Unfall die Möglichkeit späterer Komplikationen noch nicht zu beurteilen ist. Arbeitsunfähigkeit ist nur für einen begrenzten Zeitraum anzunehmen. Von wesentlicher Bedeutung ist dabei die psychologische Leitung des Verletzten.

Nach dieser klassischen Beschreibung haben wir selbst die Diagnose Commotio bei 944 Pat. gestellt. Bei denjenigen Verletzten, deren Krankheitsverlauf nicht völlig ungestört verlief, d. h. also, wenn keine kontinuierliche Besserung eintrat, haben wir in den letzten Jahren stets eine *Carotisangiographie* durchgeführt. Dabei ergab sich in vielen Fällen, daß verschiedene Komplikationen (s. die nächsten Abschnitte) direkt objektiviert werden konnten. Wir glauben deshalb zu der Annahme berechtigt zu sein, daß schon dem verzögerten vegetativen Syndrom, besonders aber dem mit irreversiblen Veränderungen (Atrophie) einhergehenden, stets eine schwerere Traumatisierung als die sogenannte Commotio zugrunde liegt. Auch diejenigen Fälle, bei denen ein Commotionssyndrom ohne Bewußtlosigkeit auftritt, haben nach unserer Auffassung eine Ursache, die vielfach zu eruieren ist.

Da also die Diagnose einer Commotio cerebri anfänglich stets mit großer Vorsicht zu stellen ist, sind viele Untersuchungsmethoden angegeben worden, um objektive Anhaltspunkte zu gewinnen. Zahlreiche vegetative Funktionsproben wurden diesbezüglich angewandt. Der Ausfall dieser Untersuchungen erwies sich jedoch meist als nicht spezifisch für eine Hirnerschütterung. Veränderungen des Blutes hinsichtlich der Zellen und der chemischen Bestandteile (PAMPUS 1956, 1963) werden ebenso nach anderen Verletzungen beobachtet. Auch die Störungen des Stoffwechsels (Kohlehydrate und Eiweiß) erwiesen sich als unspezifisch. Von BRILMAYER und FROWEIN (1960) wurden die Eiweiß- und Elektrolytveränderungen als atypisch beschrieben. Störungen des Wasserhaushaltes werden vielfach beobachtet. Ihnen dürfte stets eine schwerere Verletzung als eine Commotio zugrunde liegen.

Eine sehr einfache Untersuchungsmethode, nämlich die SCHELLONG-sche Kreislaufregulationsprüfung, wurde von TÖNNIS und BÜRKLE DE LA CAMP zur Beurteilung einer Commotio herangezogen. Dieser Versuch ist ungefährlich und überall durchzuführen. Störungen der Kreislaufregulation sowohl in hypotoner als auch hypodynamer Form wurden von BÜRKLE DE LA CAMP an 2006 Fällen bei 29% der Verletzten gefunden, wobei das zweite und dritte Lebensjahrzehnt sichtlich bevorzugt waren. Wie mein internistischer Lehrer SCHELLONG selbst uns immer wieder erklärt hat, ist die Kreislaufregulationsprüfung nach Schädeltraumen aber nur dann zu verwerten, wenn eine Kette von wiederholten Versuchen mit objektiven Änderungen vorliegt, wobei eine längere Bettruhe mit ihren Abweichungen besonders zu berücksichtigen ist.

Ob der Elektroencephalographie in Zukunft eine größere Bedeutung zukommen wird, läßt sich noch nicht sicher absehen. Im akuten Stadium der Hirnverletzung dürfte sie für allgemeinchirurgische Abteilungen vorerst nicht in Frage kommen. Für die Beurteilung von Spätschäden und Krampfleiden ist ihr Wert unbestritten.

2. Die anatomische Hirnschädigung (Contusio cerebri)

Die kontusionellen Hirnschädigungen sind in pathologisch-anatomischer Sicht gut bekannt. Sie entstehen vorwiegend durch indirekte Traumen. Im Tierversuch lassen sich die erforderlichen Gewalteinwirkungen durchaus objektiv messen (SELLIER und UNTERHARNSCHEIDT 1963). Nach ihrer Lokalisation sind die anatomisch nachweisbaren Hirnverletzungen zu trennen in die Rindenprellungsherde und in die zentralen Verletzungen. Die Kontusionsherde finden sich sowohl am Ort der angreifenden Gewalt als auch am gegenüberliegenden Hirnmantelanteil (Gegenstoßprellungen). Je nach der Lokalisation der Gewalteinwirkung (vorn, hinten, seitlich, oben, unten) hat SPATZ sechs Typen von Rindenprellungen 1. Ordnung unterschieden. Mit Rindenprellungen 2. Ordnung wurden Kontusionen an der inneren Oberfläche (Interhemisphärenspalt, Tentoriumrand) bezeichnet. Die letzteren sind klinisch zwar weniger bedeutungsvoll. Sie beweisen aber, daß das Gehirn in seiner Gesamtheit geschädigt wurde.

Die Rindenprellungen finden sich vornehmlich an den Windungskuppen. Die Windungstäler werden erst bei schwereren Verletzungen betroffen. Wegen des Gefäßreichtums des Hirngewebes erfolgt bei jeder Kontusion auch eine Gefäßverletzung mit Blutaustritten. Organische und funktionelle Durchblutungsstörungen mit ihren Folgen können resultieren. Leichtere Traumen vermögen lediglich zu kleinen Kugelblutungen in der Rinde zu führen. Alle schwereren Rindenkontusionen aber gehen stets mit einer Zerreißung der weichen Hirnhäute einher und bedingen entsprechend eine Blutbeimengung zum Liquor.

Die kontusionellen Hirnrindenschädigungen haben ihre Lieblingssitze. Sie sind auffällig vorwiegend an der Basis der Stirnlappen und an den Polen der Schläfenlappen lokalisiert. Auch die Seitenflächen des Frontal- und Temporalhirns werden gehäuft betroffen, seltener dagegen die Parietal- und Occipitalregion sowie das Kleinhirn. Die Lokalisation in den „stummen Arealen" läßt erklären, daß viele Kontusionen kaum neurologische Abweichungen verursachen.

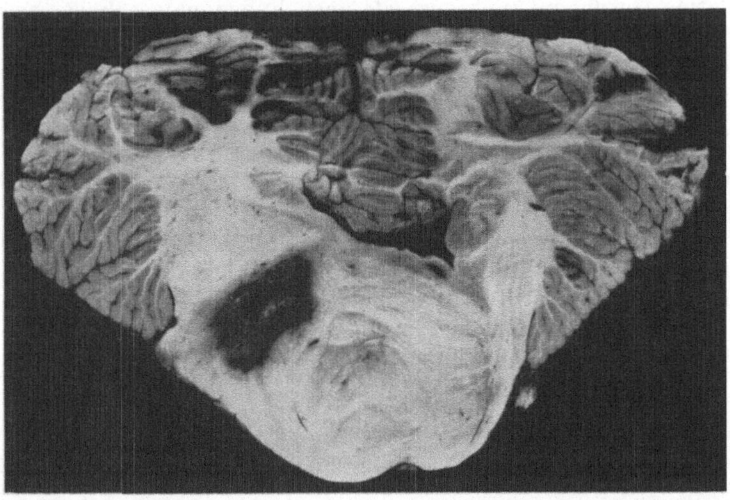

Abb. 19. Blutung in die Brücke nach Hirnstammkontusion. Diese Blutungen verlaufen meist tödlich

Unter den zentralen Hirnverletzungen, die nach PETERS (1955) die zweithäufigste Komplikation nach stumpfen Schädeltraumen darstellen, versteht man zweckmäßigerweise alle kontusionellen Schädigungen im Hirngewebe, die nicht mit Rindenprellungsherden zusammenhängen und oft nur durch die begleitende Blutung auffallen. Ein Teil davon hat heute chirurgisches Interesse (s. Kapitel der intracerebralen Hämatome). Die Mehrzahl ist aber in der Umgebung des Aquäduktes lokalisiert, besonders in der Brücke (Abb. 19). Die letzteren führen wegen der Nachbarschaft lebenswichtiger Zentren meist zum Tode.

Von den direkten zentralen Kontusionsschäden sind diejenigen Blutungen und Erweichungen zu trennen, die auf traumatische Durchblutungsstörungen zurückzuführen sind. Bei der Sektion lassen sie sich kaum unterscheiden. Klinisch treten die zirkulationsbedingten Infarzierungen später in Erscheinung, die zentralen Kontusionen sogleich.

Im Schrifttum wird meist die Ansicht vertreten, daß die Hirnstammkontusion, deren Zeichen unmittelbar nach dem Trauma auftreten, prognostisch infaust ist und somit zu keinerlei therapeutischem Handeln Veranlassung gibt. Als Symptome werden weite, lichtstarre Pupillen, Streckkrämpfe und Bewußtlosigkeit angesehen. Es sei hier schon darauf hingewiesen, daß wir mehrere Verletzte mit diesen Zeichen erfolgreich behandeln konnten.

Die *Diagnose einer Contusio cerebri* ist also keineswegs leicht und sicher zu stellen. In der Regel geht sie mit einer Commotio einher. Wegen der diagnostischen Schwierigkeiten ist es zweifellos zweckmäßiger, heute auch bei der Contusio von einer Hirnschädigung verschiedener Schweregrade zu sprechen. Ob man dabei das Einteilungsschema nach TÖNNIS oder nach BUES zugrunde legt, ist von nachgeordneter Bedeutung. Es kann davon ausgegangen werden, daß eine Bewußtlosigkeit, die mehrere Stunden lang andauert, nicht mehr auf eine funktionelle Schädigung allein zurückzuführen ist. Das Auftreten von Herdzeichen und von frühzeitigen Krampfanfällen ist durch eine Verletzung bedingt, die eine Commotio überschreitet. Da aber viele Kontusionsherde in sogenannten stummen Regionen lokalisiert sind, können die Herdzeichen durchaus auch fehlen. Die neurologischen Abweichungen vermögen der Mannigfaltigkeit der Lokalisationen entsprechend natürlich recht vielgestaltig sein.

Da sämtliche Rindenkontusionen mit Gefäßverletzungen einhergehen, kommt es zu einem Blutaustritt in den Subarachnoidalraum. Es resultiert ein blutiger Liquor. Sein Nachweis spricht also für einen substantiellen Hirnschaden. Differentialdiagnostisch ist lediglich eine spontane Subarachnoidalblutung aus Gefäßmißbildungen, Rindentumoren usw. abzugrenzen. Bei zweifelhaften Fällen sollte also eine Lumbalpunktion (1 ccm) nicht versäumt werden. Von einer therapeutischen Liquorabnahme in größeren Mengen raten wir dagegen unbedingt ab. Spontane Subarachnoidalblutungen werden auch nicht mit Lumbalpunktionen behandelt. Zudem ist kaum je sicher auszuschließen, ob nicht doch ein traumatisches Hirnödem vorliegt, welches eine direkte Kontraindikation zur Entnahme größerer Mengen Hirnwassers darstellt. Auf die Bedeutung der angiographischen Untersuchungen in der Diagnose und Differentialdiagnose der Contusio soll später eingegangen werden.

Die Behandlung der Hirnkontusion ist in erster Linie eine symptomatische. Im Vordergrund steht die laufende Überwachung, um weitere Komplikationen zu erkennen. Wenn der Verletzte erwacht und über heftige Kopfschmerzen klagt, sollten lediglich Antineuralgica verabreicht werden. Morphinderivate sind als Schmerzmittel unbedingt zu

meiden, da sie sowohl das Krankheitsbild verschleiern als auch atem-
depressiv wirken können.

Zur Dämpfung der postkontusionellen Psychosen hat sich uns der lange bekannte
Paraldehyd in ausreichend hoher Dosierung (bis 25,0 g Paraldehyd pur. pro Tag
per os oder rectal) sehr bewährt. Aber auch viele neuere Sedative sind durchaus
brauchbar. Auch in der Behandlung der Krampfanfälle ist die Applikation von
Paraldehyd zu empfehlen. Ein Status epilepticus, der unbedingt umgehend zu
durchbrechen ist, erfordert allerdings eine massive Barbiturattherapie (z. B.
Pernocton) durch Injektionen, die in schwersten Fällen sogar intravenös erfolgen
müssen.

Länger anhaltende Bewußtlosigkeiten bedingen vor allem pflegerische Probleme.
Neben der parenteralen Ernährung in den ersten zwei bis drei Tagen wird die
Nahrungszufuhr durch die Magensonde wichtig. Stets ist daran zu denken, daß ein
Teil der Verletzten spontan keinen Urin läßt, so daß katheterisiert werden muß.
Auch auf eine geregelte Darmentleerung ist zu achten. Die pflegerische Tätigkeit
hat auch dafür zu sorgen, daß keine Dekubitalulcera auftreten. Gefährdete Pat.
sind zweistündlich umzulagern. Zentrale Temperatursteigerungen sind durch Antipyretica (bis zu 5 mal 0,3 Aminophenazon) zu bekämpfen. Bei Temperaturen über
39,5°C ist eine zusätzliche Kühlung des Verletzten zu empfehlen. Eine solche ist
schon dadurch zu erreichen, daß der Verletzte lediglich mit einem Leinentuch bedeckt und durch einen Ventilator beblasen wird. Die maschinelle Hypothermie
bleibt extremen Fällen vorbehalten. Deren Wert ist noch nicht endgültig zu beurteilen.

Hinsichtlich der weiteren vegetativen Störungen sei auf den entsprechenden Abschnitt verwiesen.

Im eigenen Krankengut wurde die Diagnose einer Contusio cerebri,
also des organischen Hirnschadens, in 445 Fällen gestellt. Sie stellen
das Hauptkontingent der 240 letalen Ausgänge dar. Die längste Bewußtlosigkeit, die überlebt wurde, betrug 12 Wochen. Im Schrifttum wird
über noch längere Zeiträume berichtet. Nach einem mehrwöchigen Koma
ist stets mit einem erheblichen Dauerschaden zu rechnen. Die Rehabilitation hat in Zusammenarbeit mit erfahrenen Nervenärzten zu erfolgen.

3. Die Compressio cerebri

Die zur Hirnkompression führenden Folgen gedeckter Schädeltraumen sind aufmerksam zu beachten und rechtzeitig kausal zu behandeln. Die alte klassische Einteilung sah die Ursache der Compressio
cerebri in den akuten intrakraniellen extracerebralen Blutungen raumverdrängenden Ausmaßes. Die Forschungsergebnisse der letzten Jahrzehnte (TÖNNIS, ZÜLCH, PIA u. v. a.) haben aber eindeutig gezeigt, daß
jede akute Drucksteigerung im Schädelinneren zu einer Hirnkompression
sowie zu Massenverschiebungen führt, die von einem gewissen Ausmaß
an ohne entsprechende Behandlung stets mit tödlichem Hirndruck enden.

Neben den Blutungen kann, wie viele Beispiele zeigen, auch eine
umschriebene oder allgemeine Volumenszunahme infolge eines sich
schnell entwickelnden Hirnödems eine Kompression hervorrufen. Den
Begriff der Compressio cerebri wollen wir also den innerhalb der ersten
Tage nach einem Schädeltrauma auftretenden intrakraniellen Drucksteigerungen vorbehalten. Der weitaus überwiegende Teil der Kompressionen erfolgt zunächst im supratentoriellen Raum. Der Inhalt der

hinteren Schädelgrube wird nur selten primär, sondern meist sekundär betroffen.

Für die Klinik ist es nun bedeutungsvoll, daß es sehr wohl sichere Zeichen für eine intrakranielle Drucksteigerung gibt. Für die zugrundeliegende Ursache aber existiert keine direkt beweisende Symptomatik. Jede Diagnose bleibt also so lange lediglich ein Verdacht, bis eine Objektivierung durch eine der beschriebenen Untersuchungsmethoden erfolgt ist.

Zum Verständnis der Vorgänge bei den akuten intrakraniellen Drucksteigerungen sei kurz darauf hingewiesen, daß zunächst eine lokale Kompression erfolgt. Dadurch können also Herdzeichen hervorgerufen werden. Diese werden aber nach dem Schädeltrauma anfänglich vielfach von dem Commotionssyndrom überdeckt. Das Hirngewebe ist aber nicht komprimierbar. Es hat lediglich einige Ausweichmöglichkeiten durch eine Verminderung des Liquor- und Blutgehaltes. Diese Raumreserven, die bei normalen Menschen nur etwa 50 bis 100 ccm ausmachen, erschöpfen sich schnell. Bei einseitiger Kompression wird die Mittellinie des Gehirns zur Gegenseite verdrängt, wobei aber der Hirnmantel durch die Falx zurückgehalten wird. Die Massenverschiebungen unterhalb der Falx lassen sich im Angiogramm und im Hirnkammerluftbild gut nachweisen. Reicht der supratentorielle Raum nicht mehr aus, so werden zunächst die hinteren Schläfenlappenanteile durch den Tentoriumschlitz gepreßt. Dabei erfolgt gleichzeitig eine Kompression des N. oculomotorius gegen die Clivuskante. Es entsteht das *Clivuskantensyndrom* nach E. FISCHER-BRÜGGE (1951), welches stets ein alarmierendes Zeichen darstellen muß. Eine zunächst einseitige Pupillenerweiterung infolge des Druckes auf den N. oculomotorius mit Lähmung seiner vegetativen Fasern ergibt also wichtigste Hinweise. Nimmt die intrakranielle Drucksteigerung noch weiter zu, so wird die gesamte Hirnachse von kranial nach caudal verschoben. Die hintere Schädelgrube aber birgt nur sehr geringe Ausweichmöglichkeiten, so daß die Medulla oblongata durch das Foramen occipitale magnum in den Spinalkanal hineingepreßt wird, wodurch es zu einer Einklemmung des verlängerten Markes kommen muß. Eine Lähmung des Atemzentrums ist dann eine unabdingbare Folge. Pathologisch-anatomisch zeigt sich dieser Vorgang in einem Druckconus der Kleinhirntonsillen.

Wichtige klinische Zeichen der progredienten intrakraniellen Drucksteigerung sind neben den Pupillenveränderungen vor allem eine Zunahme der Bewußtseinsstörungen und das Auftreten eines Vaguspulses (Druckpuls!) sowie eine Vergrößerung der Blutdruckamplitude.

Das Auftreten von Erbrechen als Symptom allgemeiner Hirndrucksteigerung hat bei den frischen Schädeltraumen keine wesentliche Bedeutung, da es sich auch schon bei einer unkomplizierten Commotio cerebri einstellt. Auch eine Stauungspapille ist bei akuten Verlaufsformen nur selten zu beobachten. Man sollte deshalb im akuten Verletzungsstadium nie eine medikamentöse Mydriasis zum Zwecke der Augenhintergrundspiegelung erzeugen, um sich des sehr wichtigen Indikators des Clivuskantensyndroms nicht zu berauben.

Stellt sich eine beiderseitige Pupillenerweiterung mit Lichtstarre ein und treten Streckkrämpfe auf, so ist nun wirklich allerhöchste Eile geboten, die Drucksteigerung zu beheben, da man sonst zu spät kommt.

Die akute maximale intrakranielle Drucksteigerung infolge eines traumatischen Hämatoms oder traumatischen Ödems führt eben dazu, daß dieser Druck dem intraarteriellen Druck in der A. carotis interna und ihren Ästen entsprechen kann und damit eine Blutzirkulation nicht mehr möglich ist. Dieser Zustand ist nach spätestens 5 Min. irreversibel.

Der cerebrale Zirkulationsstillstand, von ARONSON und SCATLIFF (1962) als Pseudo-Carotisthrombose bezeichnet, läßt sich durch das *Carotisangiogramm* und blutgasanalytische Untersuchungen eindeutig nachweisen (WERTHEIMER und DESCOTES 1961; TÖNNIS und FROWEIN 1963 u. a.). Das klinische Bild dieses cerebralen Zirkulationsstillstandes zeigt sich in einem völligen Zusammenbruch aller Hirnfunktionen in Form des Koma, der Atemlähmung, der Reflexlosigkeit und der maximal weiten, reaktionslosen Pupillen. Da dieser Zustand nach 5 Min. sicher irreparabel ist, kann eine weitere künstliche Beatmung wegen des cerebralen Todes unterbleiben (FROWEIN 1963), auch wenn die Herztätigkeit durch maschinelle Beatmung noch tagelang unterhalten werden kann. Auf die angiographischen Befunde bei den Pseudo-Carotisthrombosen wird später eingegangen.

Insgesamt gesehen fällt also bei der Beurteilung der Compressio cerebri nach den klinischen Befunden der Verschlechterung der Bewußtseinslage die bedeutendste Rolle zu. Jede Zunahme einer Bewußtseinstrübung muß nach unserer Überzeugung Veranlassung geben, die angiographischen Untersuchungen umgehend durchzuführen, um kausal eingreifen zu können. Geht die kommotionelle Bewußtlosigkeit direkt in die kontusionelle über, so liegen die Verhältnisse sicherlich schwieriger. Sie können uns aber nur Veranlassung geben, jeden Verletzten, der sich nicht spontan und kontinuierlich bessert, zu angiographieren. Wie man bei der akuten Appendicitis nicht bis zu den Zeichen der diffusen Peritonitis abwarten darf, so geht es auch nicht an, bei einem frischen Hirnverletzten mit zunehmender Bewußtseinstrübung oder progredienter Hemiparese abzuwarten, bis eine Pupille weit wird. Jeder zusätzliche Hirnschaden bedeutet eben für den Verletzten unermeßlich viel.

a) *Das traumatische Hirnödem*

Die häufigste Ursache der Compressio cerebri stellt sicherlich das traumatische Hirnödem dar. Nach KLINGLER (1961) wird es damit zur häufigsten Todesursache aller Hirnverletzten. Diese Auffassung können wir am eigenen Krankengut nur bestätigen. Nach WANKE (1948), HOLUB (1962), HOFF und JELLINGER (1962) u. a. ist mit dem Auftreten eines traumatischen Hirnödems praktisch in jedem Falle einer schwereren Hirnverletzung, also bei jeder Contusion, zu rechnen. Die Contusio cerebri wird damit zur zahlenmäßig wesentlichsten Ursache des Ödems und hat allernächste direkte Beziehungen. Eine klare Trennung kann unmöglich sein. Wichtig ist vor allem, daß viele Verletzte, welche einer Contusion erlegen sind, durchaus nicht derartige Hirngewebszerstörungen erlitten hatten, die mit dem Leben nicht mehr zu vereinbaren waren. Der letale Ausgang erfolgte dann eben durch das konsekutive Ödem.

Das Hirnödem stellt eine häufige und gefährliche Reaktionsform des Zentralnervensystems dar. Neben den anatomischen Hirnschäden und den traumatischen Hirndurchblutungsstörungen können auch entzündliche Prozesse sowie zahlreiche unfallfremde Erkrankungen cerebraler und allgemeiner Natur zu einem Hirnödem führen.

Die Pathogenese des Hirnödems ist trotz zahlreicher Beiträge bis heute noch immer nicht geklärt. Es kann hier auf die großen Übersichten von REICHARDT (1905, 1957), SPATZ (1934), TÖNNIS (1959), ZÜLCH (1959), AMBO (1961), HOFF und JELLINGER (1962) u. a. verwiesen werden. Zugrunde liegt offensichtlich eine Flüssigkeitsdurchtränkung des Cerebrum. Im deutschen Schrifttum wird seit REICHARDT (1905) noch eine Unterscheidung getroffen zwischen Hirnödem (extracelluläre Flüssigkeitsvermehrung) und Hirnschwellung (intracelluläre Volumenszunahme). In letzter Zeit werden dazu noch Übergangsformen angeführt (s. ZÜLCH).

Es darf heute wohl als sicher gelten, daß das Hirnödem keine Krankheit sui generis darstellt, sondern eine reaktive Folgeerscheinung der verschiedensten schädigenden Noxen. Beim traumatischen Ödem dürften mehrere Faktoren begünstigend wirken. Im Vordergrund stehen die Contusionsherde und Blutungen, allgemeine Kreislauf- und Atemstörungen sowie sonstige vegetative Regulationsstörungen. Aber auch bei sämtlichen lokalen Zirkulationsstörungen wird das Auftreten des Hirnödems beobachtet. Aus der Chirurgie der intrakraniellen Eingriffe wissen wir, daß schon eine kurzdauernde Preßatmung das Hirn aus der offenen Duralücke hervorquellen läßt. Der mechanische Druck an den Durarändern kann das Ödem dann weiter verstärken, so daß sich eine Kettenreaktion einstellt. Den venösen Rückflußbehinderungen aus den verschiedensten Gründen kommt also sicherlich eine große Bedeutung zu. Einen sehr wesentlichen Faktor erblicken wir auch in der Verminderung des arteriovenösen Druckgefälles.

Sehr umstritten ist die Frage der *Überwässerung*. Ob man das Ödem durch Gaben überreichlicher Flüssigkeitsmengen wirklich begünstigt, bezweifeln wir. Solange die Nieren gesund sind und der Kreislauf intakt ist, erfolgt doch eine recht schnelle Ausscheidung. Eine zu geringe Flüssigkeitszufuhr ist sicherlich nicht nur nutzlos, sondern sogar schädlich (s. a. HEPPNER 1958, FROWEIN u. BRILMAYER 1959 u. a.).

Morphologisch befällt das Hirnödem vorwiegend die Marksubstanz der Hemisphären. Auf dem Schnitt werden die Grenzen zwischen Markweiß und Rindengrau verwischt. Das Hirnödem kann umschrieben sein, einen Lappen oder eine Hemisphäre betreffen sowie auch das Volumen das Gesamthirns vergrößern und zu einer Compressio cerebri führen.

Das traumatische Hirnödem birgt noch viele interessante und bedeutungsvolle theoretische Kriterien in sich, auf die hier jedoch nicht näher eingegangen werden kann. Der Interessierte möge sich in den angegebenen Übersichten orientieren.

In der Klinik ist es lediglich von großer Wichtigkeit, das Hirnödem zu erkennen und entsprechend zu behandeln.

Die klinische Diagnose stützt sich auf die beschriebenen allgemeinen Zeichen der Compressio cerebri. Die angiographischen Untersuchungen lassen ein mehr halbseitiges Ödem an einer Verschiebung der vorderen Hirnarterie zur Gegenseite ohne Abdrängung der Gefäße von der Kalotte

nachweisen (Abb. 20). Bei Medianstellung der A. cerebri anterior und
Verlangsamung der Zirkulation ist ein diffuses Ödem anzunehmen. Die
Venen und Sinus sind infolge der Kompression vielfach kaum darstell-
bar. Ist die A. cerebri posterior über die A. communicans posterior mit-
gefüllt, so ist sie medial verlagert und über dem Tentorium nach caudal
ausgebuchtet.

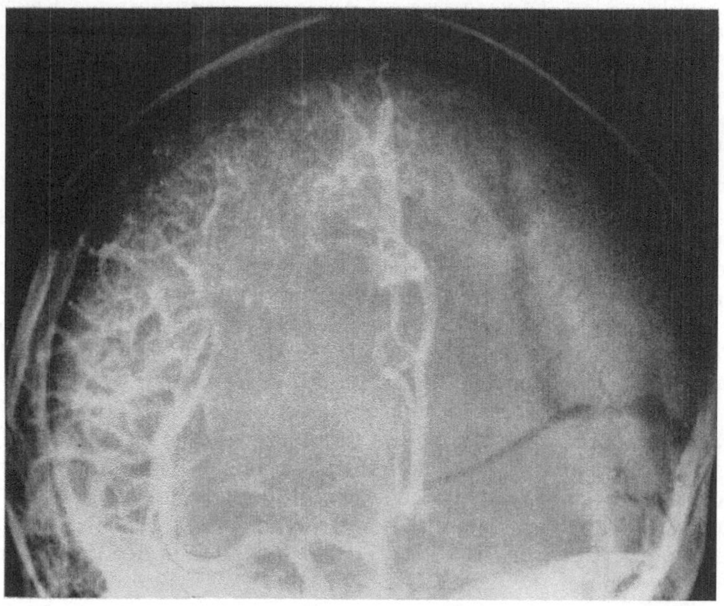

Abb. 20. Ausgedehnte Schädeldachfrakturen mit rechtsseitigem Hirnödem. Die A. cerebri anterior
ist dadurch nach links verdrängt. Die Gefäße erreichen die Kalotte überall

Aus der Verschiebung einer verkalkten Epiphyse auf den Leer-
bildern lassen sich keine bindenden Rückschlüsse hinsichtlich der Ursache ziehen. Sie deutet lediglich auf die Massenverschiebung hin.

Eine *Lumbalpunktion* mit Entnahme von mehr als 1 ccm Liquor
und eine Hirnkammerluftfüllung halten wir beim komprimierenden
Hirnödem für kontraindiziert, da eine Tonsilleneinklemmung provoziert
werden kann. Eine Ventrikelpunktion ist wegen der komprimierten
Kammern nicht ungefährlich bzw. unmöglich. Von den übrigen technischen Hilfsmitteln ist ein brauchbarer diagnostischer Beitrag nicht zu
erwarten.

Die *Angiographie* bleibt also die einzig zuverlässige Untersuchungsmethode, besonders auch hinsichtlich der differential-diagnostisch abzugrenzenden übrigen Ursachen einer Hirnkompression.

Die Therapie des traumatischen Hirnödems, das nach etlichen eigenen
Beobachtungen bereits innerhalb der ersten Stunde recht massiv sein
kann, hat in allgemeinen und speziellen Maßnahmen zu bestehen.

Die allgemeinen Maßnahmen haben eine Beseitigung der *cerebralen
Hypoxydose* und Sicherung der ausreichenden *Sauerstoffversorgung* des

Hirns zum Ziel, was durch Stabilisierung des Kreislaufes und geregelte Atmung zu erreichen ist. Erregungszustände sind zu sedieren, Krämpfe zum Sistieren zu bringen.

Von diuretischen Medikamenten, Ganglienblockern und Pharmaca mit Roßkastanienextrakten, die immer wieder empfohlen werden, haben wir in keinem Falle einen überzeugenden Effekt gesehen. Auch die bisher vielfach geübte Infusion hypertonischer Traubenzuckerlösungen ist nur von sehr flüchtiger Wirkung. Ein gewisser Einfluß ist von konzentriertem Humanalbumin zu erwarten.

In den letzten Jahren sind nun aber *Infusionslösungen* erhältlich, denen ein wirklicher und vielfach überzeugender osmotherapeutischer Effekt zuzuschreiben ist (HEMMER 1960, SCHMIDT 1963 u. v. a.).

Die stärkste Wirkung ist von der Harnstofflösung zu erwarten (30% Urea in 10%iger Invertose, Dosierung 1 bis 1,5 g pro kg Körpergewicht). Dieselbe darf jedoch nur bei Nierengesunden verwandt werden. Eine durchaus befriedigende Beeinflussung des Hirnödems läßt sich aber auch durch hochprozentige Fructose- und Sorbitlösungen erreichen. Diese 40%igen Infusionslösungen werden ebenfalls mit 1 g pro kg Körpergewicht dosiert. Da ihre Wirkung nach etwa 8 Std abklingt, müssen erforderlichenfalls drei Flaschen in 24 Std infundiert werden. Weil nach der Applikation der hochprozentigen Lösungen stets eine massive Diurese in Gang kommt, ist bei Bewußtlosen immer ein Dauerkatheter anzulegen. Seitdem uns also nunmehr osmotherapeutisch wirksame Mittel zur Verfügung stehen, haben die früher geübten operativen Verfahren (subtemporale Dekompression, breite Entlastungstrepanation, Tentoriumspaltung, Lappenresektion) ihre Bedeutung vollständig verloren.

Es muß aber eindringlich auf die *Gefahr der Osmotherapie* bei unzureichender Diagnostik hingewiesen werden. Vor der Anwendung nach Schädeltraumen ist ein Hämatom angiographisch auszuschließen. Durch die vorübergehende intrakranielle Drucksenkung würde sonst nur erneuter Raum für eine weitere Nachblutung freigegeben und der katastrophale Ausgang beschleunigt.

Wenn auch die Therapie des traumatischen Hirnödems, besonders in der hochakuten Verlaufsform noch keineswegs als völlig befriedigend angesehen werden kann, so glauben wir doch, etliche Hirnverletzte auf osmotherapeutischem Wege gerettet zu haben, die nach früheren Erfahrungen verloren gewesen wären.

b) *Die traumatischen intrakraniellen Blutungen*

Sie stellen ohne Zweifel die chirurgisch bedeutsamsten Komplikationen der gedeckten Schädelhirnverletzungen dar. Ihre Kenntnisse haben sich in der jüngsten Zeit wesentlich verbreitert, so daß mancher Verletzte heute mit Erfolg operiert werden kann, der früher verloren war. Dazu beigetragen haben vor allem die verbesserte Diagnostik und Allgemeinbehandlung. An der operativen Technik hat sich dagegen seit Jahrzehnten weniger geändert.

Der Lokalisation nach ist bei den traumatischen intrakraniellen Blutergüssen zu unterscheiden zwischen den epiduralen, subduralen, subarachnoidalen und intracerebralen Hämatomen. Dazu kommen noch die kombinierten Hämatome, also das gleichzeitige Vorkommen verschiedener Blutergußformen. Dem Verlauf nach lassen sich die Hämatome trennen in akute, subakute und chronische Formen. Diese Unterteilung ist besonders für die Prognose von wesentlicher Bedeutung.

Hinsichtlich der Diagnose der traumatischen intrakraniellen Blutungen ergibt sich, daß die Angiographie die entscheidende Untersuchungsmethode darstellt. Daraus ist zu folgern, daß die Indikation zur Gefäßkontrastdarstellung sogleich zu stellen ist, sobald sich nur ein geringer Verdacht auf das Vorliegen eines komprimierenden Hämatoms ergibt.

Die klassische Symptomatologie, wie sie in allen Lehrbüchern der Chirurgie beschrieben ist (freies Intervall, sekundäre Bewußtseinsstörung und neurologische Herdzeichen), fehlt bei einem erheblichen Teil der Verletzten (TÖNNIS 1958; SUNDER-PLASSMANN und ISFORT 1960; LOEW und WÜSTNER 1960; GROTE und WÜLLENWEBER 1961; PIA 1961; HAWKES und OGLE 1962; TÖNNIS, FROWEIN und EULER 1963). Das klinische Bild kann sogar direkt irreführend sein (ISFORT 1962; PENZHOLZ 1963 u. a.). Bei der Besprechung des traumatischen Ödems wurde bereits darauf hingewiesen. In den nächsten Abschnitten wird die Differentialdiagnose weiter besprochen.

α) *Epidurale Hämatome.* Die epiduralen Hämatome raumfordernden Ausmaßes stellen eine der wichtigsten Ursachen der Compressio cerebri dar. Sie sind stets traumatischer Genese. Eine spontane Entstehung ist nicht bekannt. In der Mehrzahl handelt es sich um eine Blutung aus der A. meningea media, die durch einen Schädelbruch verletzt wurde. Eine Schädeldachfraktur allein führt zwar auch zu einer Sickerblutung in den Extraduralraum, sie wirkt aber nicht komprimierend. Die Schädelleeraufnahmen können wertvolle Hinweise liefern, wenn die Bruchlinien die Meningealarterien kreuzen.

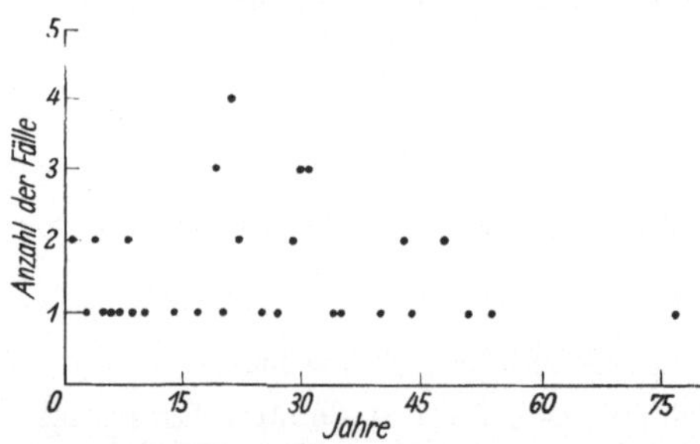

Abb. 21. Alterskurve der Verletzten mit epiduralen Hämatomen

Auch Abrisse Pacchionischer Granulationen, Verletzungen der A. meningea ant. und A. meningeolacrimalis sowie basale Gefäße und Sinusverletzungen kommen als Ursache der epiduralen Hämatome in Frage. Eine Schädelfraktur ist zwar meist vorhanden, aber nicht obligat. Die Mehrzahl der epiduralen Hämatome (etwa zwei Drittel) sind temporoparietal lokalisiert, der Rest frontal, occipital, parietal oder auch subtemporal gelegen.

Dem Verlauf nach haben LOEW und WÜSTNER (1960) die akute von der subakuten Form getrennt. Zur akuten Verlaufsform rechnen sie diejenigen Fälle, bei denen sich die auf das Hämatom hinweisenden Symptome innerhalb der ersten 12 Std. nach dem Trauma einstellten. Darüber hinaus sprechen sie von einem subakuten Verlauf. Dieser Einteilung können wir nur zustimmen. Sie läßt eben schon erhebliche prognostische Rückschlüsse zu, indem die subakuten Verläufe wesentlich günstigere Aussichten haben.

Im Berichtszeitraum behandelten wir 43 Verletzte mit reinem epiduralem Hämatom. 39 waren männlichen und vier weiblichen Geschlechtes. Darunter befanden sich elf Kinder bis zu 14 Jahren. Die Altersverteilung ist in Abb. 21 wieder-

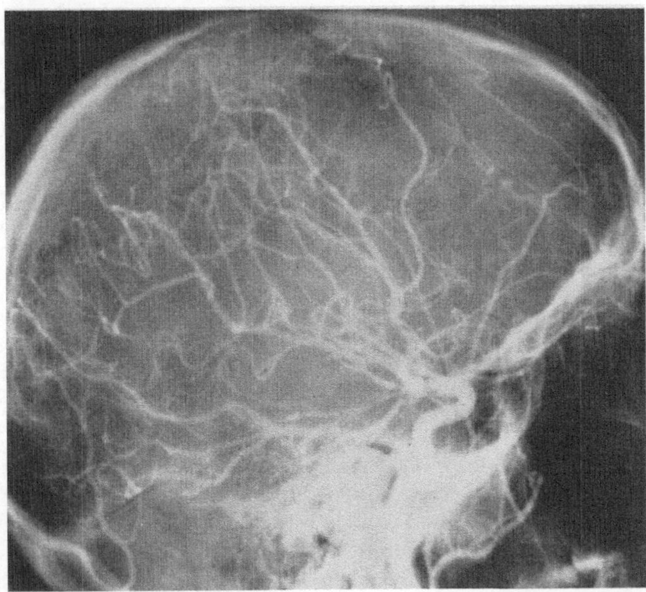

Abb. 22a. Frontales epidurales Hämatom. Im Arteriogramm ist die A. cerebri anterior sichtlich nach dorsal verdrängt

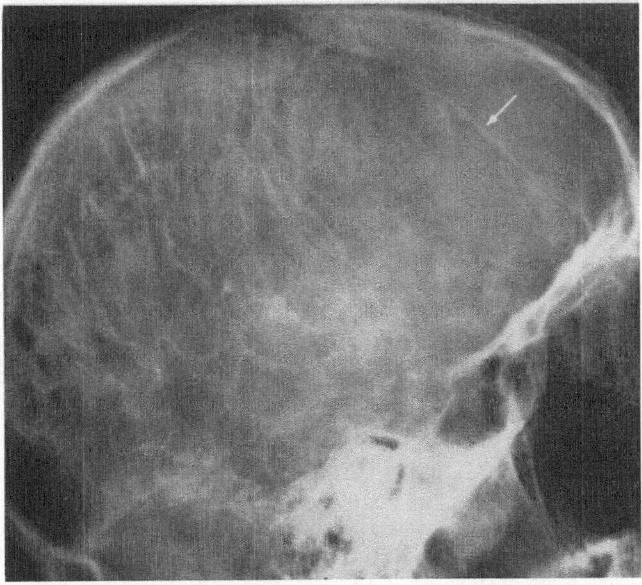

Abb. 22b. In der venösen Phase zeigt sich eine erhebliche Abdrängung der frontalen Gefäße einschließlich des vorderen Sinus sagittalis superior (↓). Damit ist bewiesen, daß das epidurale Hämatom bis auf die Gegenseite reicht

gegeben. Die Symptomatologie entwickelte sich 23mal innerhalb der ersten zwölf Stunden. 20 Fälle verliefen subakut. Bei zwei akuten Verlaufsformen lag ein beiderseitiges epidurales Hämatom vor, womit völlig getrennte Blutergüsse gemeint sind. Bei den fünf frontalgelagerten Hämatomen reichte die Blutung zwar auch über die Mittellinie hinaus, sie sind aber wegen des Zusammenhanges der Ursprungsseite mit der massivsten Ausbildung zugerechnet. Drei epidurale Hämatome waren occipital, eines parasagittal und vier subtemporal lokalisiert, die übrigen temporal oder temporoparietal.

Von den 23 akuten Fällen verliefen trotz sofortiger Behandlung zwölf letal, von den 20 subakuten dagegen nur fünf. Daraus ergibt sich eine Gesamtmortalität von 39% und eine solche von 25% bei der subakuten Verlaufsform. Ein gewisser Teil der tödlichen Ausgänge ist sicherlich auf eine begleitende Hirnverletzung zurückzuführen, ein weiterer Teil aber zweifellos auf einen zu langen Transportweg und damit zu spät durchgeführte Operation. Unsere Zahlen entsprechen zwar durchaus den in der Literatur angegebenen, die zwischen 14 und 95% (LOEW und WÜSTNER) angegeben werden. Eine Besserung der Ergebnisse ist aber nicht mehr von der operativ-technischen Seite zu erwarten, sondern lediglich durch eine Verkürzung des Zeitraumes zwischen dem Auftreten der Symptomatologie und der Hämatomentleerung.

Es ist also nicht sinnvoll, einem Verletzten mit rasch auftretenden Hämatom-Symptomen noch einen mehrstündigen Transport in eine Fachklinik zuzumuten. Bei solchen Fällen muß in jedem Krankenhaus umgehend eine Beseitigung der Kompression durch Entfernung des Blutergusses vorgenommen werden. Steht eine angiographische Möglichkeit nicht zur Verfügung, so bleibt eben nichts anderes übrig als Probebohrlöcher anzulegen, notfalls auf beiden Seiten. Von jedem Fachchirurgen muß dieser Eingriff heute erwartet werden.

Eine optimale Behandlung der epiduralen Hämatome ist aber nur nach angiographischer Klärung möglich. Jede Probebohrung kann die Ursache eines weiteren zusätzlichen Hirnschadens darstellen, wenn kein Hämatom gefunden wird. Wir stehen deshalb auf dem Standpunkt, daß die angiographische Klärung der Operation voranzugehen hat. Nur so kann gezielt und sicher operiert werden.

Die angiographischen Kriterien sind von SUNDER-PLASSMANN und ISFORT (1960), FRIEDMANN, SCHMIDT-WITTKAMP und WALTER (1960) sowie von TÖNNIS und Mitarbeitern (1963) zusammenfassend dargestellt worden. Drei Beispiele werden in den Abb. 22 bis 24 wiedergegeben.

Bei den temporoparietal gelagerten epiduralen Hämatomen sind die Gefäße im ap-Strahlengang ziemlich scharf von der Kalotte abgedrängt. Bei temporobasaler Lokalisation ist der laterale Gabelschenkel im Vorderbild angehoben, im Seitenbild ist die Mediagruppe aufwärts verdrängt. Frontale Hämatome zeigen Verdrängungen, die den bei intracerebralen Blutungen im Stirnhirn ähnlich ist. Eine sichere Unterscheidung kann unmöglich sein. Bei den occipital gelagerten bleibt dieser Bereich gefäßfrei bzw. gefäßarm. Im vorderen Venogramm kann die V. Labbe medialkonvex verdrängt sein.

Die Therapie der epiduralen Hämatome besteht also in einer Entfernung des Blutergusses und Stillung der Blutungsquelle, falls sie nicht schon spontan thrombosiert war. Bei Kenntnis der angiographischen Diagnose genügt in der Mehrzahl der Fälle die Anlage eines Bohrloches unter dem Temporalmuskel, welches mit der Luerschen Zange auf

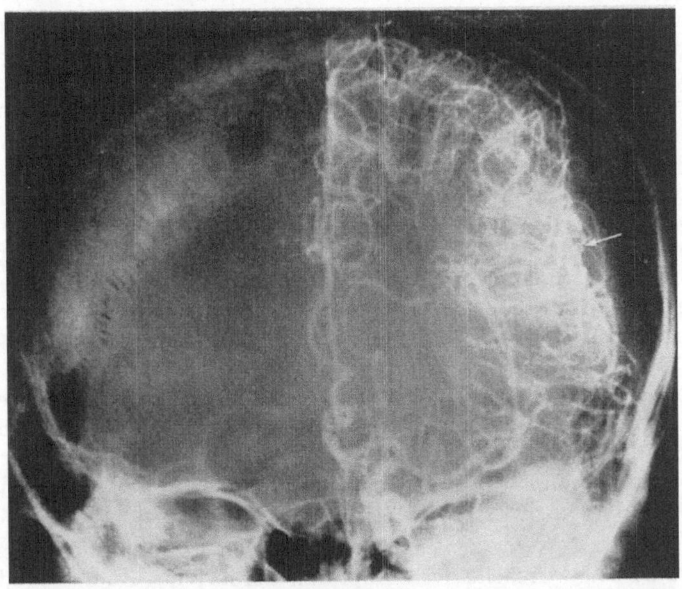

Abb. 23. Typisches Angiogramm eines epiduralen Hämatoms mit temporo-parietaler Lokalisation. Die A. cerebri anterior ist leicht zur Gegenseite verdrängt. Temporoparietol sind die Gefäße von der Kalotte abgedrängt (←)

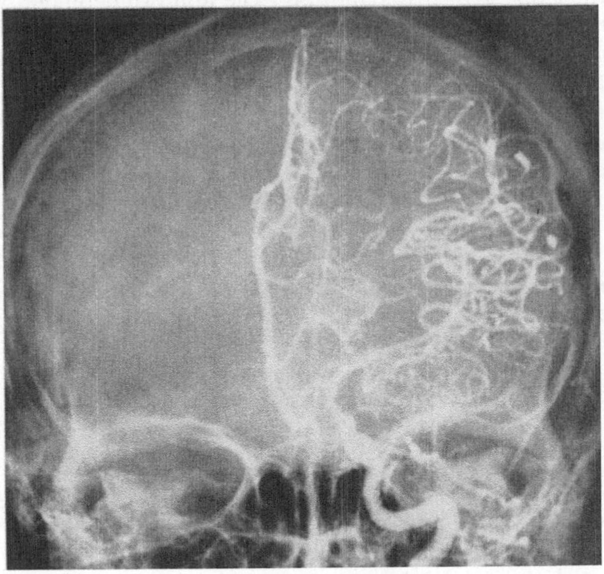

Abb. 24. Angiogramm eines basalen epiduralen Hämatoms. Im vorderen Strahlengang ist die A. cerebri anterior deutlich nach rechts verdrängt. Der laterale Gabelschenkel ist stark angehoben. Im zugehörigen Seitenbild ist die Sylvische Gruppe aufwärts verlagert

Markstückgröße erweitert wird. Das geronnene But entleert sich teils spontan, der Rest wird mit einem Löffel excochleiert. Blutet es noch aus der A. meningea media oder ihren Ästen, so wird die Arterie durch Umstechung verschlossen oder elektrokoaguliert. Bei allen temporal-parietal und subtemporal lokalisierten Hämatomen konnten wir von einem erweiterten Bohrloch aus eine vollständige Versorgung durchführen. Nach Stillung der Blutung legen wir ein epidurales Drain durch Gegenincision an und verschließen die Wunde. Die Anlage eines osteoplastischen Knochendeckels war lediglich siebenmal bei atypischer Lokalisation erforderlich. Den Angaben im Schrifttum, daß bei jedem epiduralen Hämatom ein großer osteoplastischer Knochendeckel erforderlich sei (z. B. KLINGLER), können wir nicht zustimmen (s. a. LOEW und WÜSTNER).

Epidurale Hämatome über dem Kleinhirn sind recht selten. Im Schrifttum finden sich etwa 25 Fälle beschrieben (SCHIEFER 1962). Sie stammen meist aus einer Verletzung des Sinus transversus. Eine Fraktur des Hinterhauptbeines weist darauf hin. Im Angiogramm zeigt sich eine Abdrängung des Confluens sinuum von der Kalotte.

β) Subdurale Hämatome. Die subduralen Hämatome stellen eine weitere wichtige Ursache der Compressio cerebri dar. Zu den subduralen Hämatomen sind nur diejenigen Blutergüsse im Subduralraum zu rechnen, die raumbeengend, also komprimierend wirken. Subdurale Blutungen ohne raumforderndes Ausmaß sind selbstverständlich wesentlich häufiger und praktisch bei jeder Rindenkontusion zu erwarten. Sie bedürfen keiner operativen Behandlung. Die komprimierenden Hämatome sind dagegen unbedingt operativ zu entfernen, da sie ohne Operation das Leben schwerstens bedrohen.

Wie die epiduralen werden zweckmäßigerweise auch die subduralen Hämatome nach der Verlaufsform unterteilt in akute und subakute. Die chronischen Subduralhämatome, d. h. diejenigen Blutergüsse, die erst zwei bis drei Monate nach einem leichten Unfallereignis klinische Symptome zeigen, sollen hier unberücksichtigt bleiben, da wir sie als unfallfremde Eigenerkrankung ansehen (SUNDER-PLASSMANN u. ISFORT 1960). Auch die Subduralhämatome des Neugeborenen- und frühen Säuglingsalters bleiben unberücksichtigt, da sie eine Sonderstellung einnehmen. Auf die erhebliche chirurgische Bedeutung der beiden letztgenannten Hämatomarten sei aber hingewiesen.

Die Angaben über die Häufigkeit und die Verlaufsformen sind im Schrifttum recht unterschiedlich. LOEW und WÜSTNER (1960) rechneten zur akuten Verlaufsform diejenigen Subduralhämatome, bei denen das Zeitintervall zwischen dem Trauma und den ersten auf das Hämatom hinweisenden Symptomen bis zu drei Tagen betrug, da diese Zeitspanne die Prognose weitgehend bestimmte. In unserem eigenen Krankengut liegt aber diese Grenze ähnlich den epiduralen Hämatomen ebenfalls bei 12 Std, so daß wir von der akuten Verlaufsform dann sprechen, wenn sich die Symptomatik innerhalb der ersten 12 Std entwickelte.

Die innerhalb der ersten 12 Std komprimierend wirkenden Hämatome sind immer Folge einer arteriellen Blutung (RÖTTGEN 1959). Da eine Arterienverletzung aber immer eine stärkere Gewalteinwirkung erfordert als eine Venenrupturierung, so ist bei den akuten, also arteriellen Blutungen stets mit einer schwereren begleitenden Hirnverletzung oder primären bzw. sekundären Hirnstammschädigung zu rechnen, als bei den protrahiert verlaufenden venösen Blutungen. Die entsprechend verschiedenartige Prognose ist daraus leicht verständlich.

Die *Mortalität* wird bei den akuten Subduralhämatomen auffallend unterschiedlich beurteilt.

Nach PIA (1959) ist sie erschreckend hoch und wurde mit 96% angegeben. ECHLIN (1949) verzeichnete 90% letale Ausgänge bei einem Abstand bis zu 24 Std vom Unfallgeschehen. LAUDIG, BROWDEN und WATSON (1941) hatten in den ersten 24 Std 83% Verluste, vom zweiten bis zum siebenten Tag dagegen 39%. LOEW und WÜSTNER beschrieben bei einem Zeitintervall bis zu drei Tagen eine Mortalität von 50%, von drei Tagen bis zu sechs Wochen 15%.

Im eigenen Krankengut finden sich im Berichtszeitraum 89 Verletzte mit einem Subduralhämatom nach einem schweren Schädeltrauma, bei denen sich die Symptomatik innerhalb acht Wochen einstellte. Wegen der auf das Hämatom hinweisenden klinischen Zeichen innerhalb von 12 Std rechnen wir 22 Verletzte zur akuten Verlaufsform. Davon kamen 18 trotz Operation ad exitum. Die Mortalität beträgt also bei dieser Gruppe 82%. Es ist dabei aber zu berücksichtigen, daß wir zwei Verletzte erfolgreich operieren konnten, bei denen sich die Symptomatik innerhalb der ersten 30 Min. eingestellt hatte. Diese beiden, ein 25jähriger Mann und ein fünfjähriger Junge wurden bereits in der ersten Stunde operiert. Wir müssen vermuten, daß noch weitere Verletzte zu retten gewesen wären, wenn die Operation umgehender erfolgt wäre.

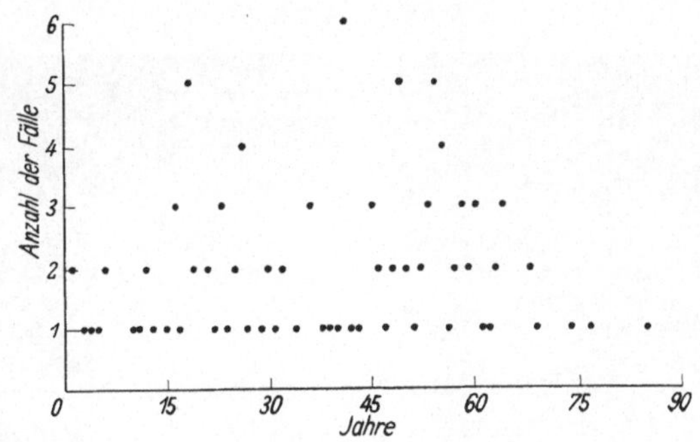

Abb. 25. Alterskurve der Verletzten mit subduralen Hämatomen

Zur subakuten Verlaufsform zählten 67 Verletzte, von denen die Mehrzahl am zweiten oder dritten Tag operiert wurde. Von diesen kamen 16 ad exitum (24%). Nach über sechs Tagen hinaus hatten wir keinen Verlust zu verzeichnen.

Von den 89 Verletzten mit traumatischem Subduralhämatom waren 87 männlichen und nur zwei Kinder weiblichen Geschlechtes. Die Altersverteilung ist in Abb. 25 wiedergegeben.

Die *Blutungsquelle* bestand bei allen unseren akuten und subakuten Subduralhämatomen in verletzten Rindengefäßen. Sie waren bis auf eine Ausnahme sämtlich temporoparietal lokalisiert. Die Diagnose ist nur angiographisch zu stellen. Entscheidend sind die Aufnahmen im ap-Strahlengang. Die Abdrängung der Gefäße von der Schädelkalotte ist bei den akuten Fällen nicht so scharf begrenzt wie bei den epiduralen

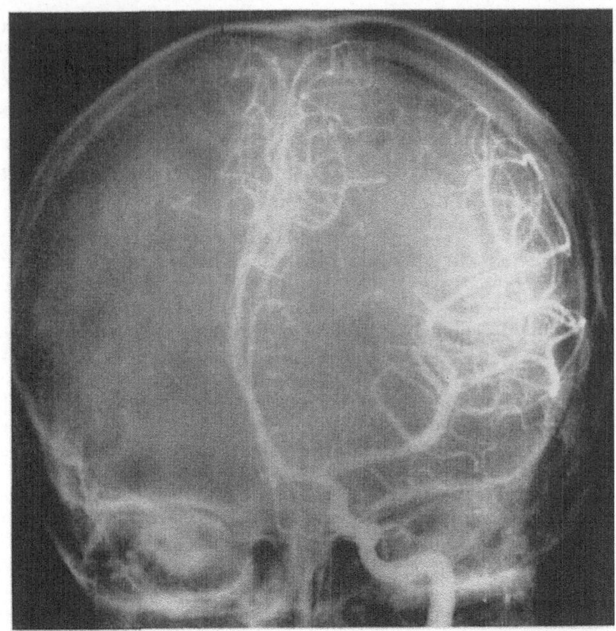

a

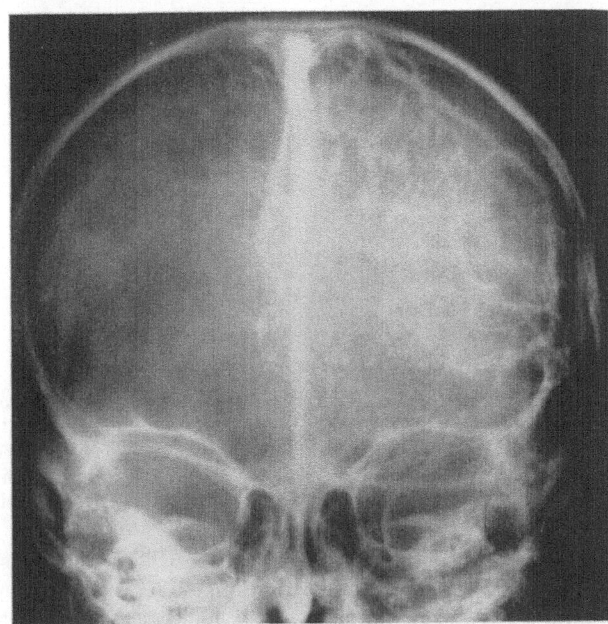

b

Abb. 26a und b. Angiogramme eines akuten subduralen Hämatoms. In der arteriellen Phase (a) ist die vordere Hirnarterie deutlich zur Gegenseite verdrängt. Temporoparietal erreichen die Gefäße die Kalotte noch. Beweisend für die Diagnose ist erst das Phlebogramm (b), indem sich eine ausgedehnte schalenförmige Abdrängung der Gefäße zeigt und vielfach erst in der capillären und venösen Phase zu erkennen (Abb. 26 u. 27).

Zur Behandlung der traumatischen Subduralhämatome können wir feststellen, daß 88 von einem erweiterten Bohrloch aus zu entfernen waren. Eine osteoplastische Trepanation war nur in einem Falle mit einem geronnenen und anhaftenden Hämatom erforderlich. Auch LOEW und WÜSTNER legten bei 102 Fällen (einschließlich 44 chronischen Hämatomen) nur fünfmal einen Knochendeckel an und versorgten alle

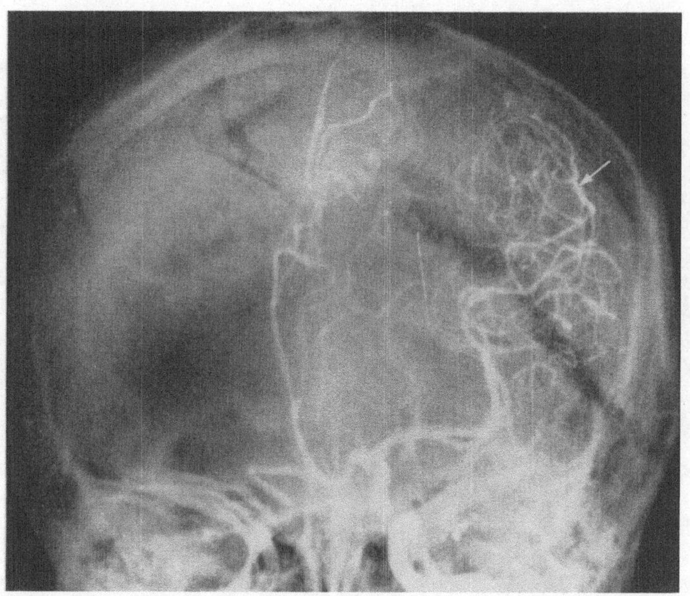

Abb. 27. Linksseitiges Angiogramm bei einer rechtsseitigen offenen Impressionsfraktur mit rechtsseitiger Hemiparese. Linkstemporoparietal sind die Gefäße von der Kalotte abgedrängt (←). Auch bei gewissen offenen Hirnverletzungen kann die Angiographie unentbehrlich sein

übrigen von einem erweiterten Bohrloch aus. Im Schrifttum wird dagegen noch vielfach zur primären osteoplastischen Trepanation geraten. Bei den akuten Fällen warnen wir unbedingt vor einer zu weiten Eröffnung der Dura. Die Hirnrindenverletzung bedingt eben meist ein gleichzeitiges Hirnödem, so daß das Hirn sofort prolabiert, die Dura nicht mehr zu schließen ist und ein Prolaps mit schlechter Prognose resultiert. Zur Verhütung geringer Nachblutungen lassen wir einen kleinen Schlitz in der Dura offen und legen ein Drain durch Gegenincision darauf. Das obligate Hirnödem sorgt dann dafür, daß die restlichen Sickerblutungen abfließen können. So vermochten wir auch ein zweijähriges Kind mit Hämophilie und beiderseitigem Subduralhämatom nach zwei verschiedenen Unfällen im Abstand von drei Monaten unter antihämophiler Behandlung hinsichtlich der intrakraniellen Blutungen zu heilen.

Nach der Entleerung eines traumatischen Subduralhämatoms ist es von besonderer Wichtigkeit, auf die Zeichen eines komprimierenden Hirnödems zu achten und die entsprechende Osmotherapie durchzuführen. Ein Liquorunterdruck ist uns bei akuten traumatischen Subduralhämatomen nicht begegnet.

Subdurale Hämatome der hinteren Schädelgrube sind wie die epiduralen sehr selten (ESTRIDGE 1960; HOLUB 1962 u. a.). Im Schrifttum sind etwa 15 Fälle beschrieben. Auch im Interhemisphärenspalt lokalisierte Subduralhämatome sind extrem selten. JACOBSEN (1955) und GANNON (1961) haben über Einzelfälle berichtet. Die angiographischen Befunde entsprechen den subarachnoidalen Blutergüssen im Interhemisphärenspalt (Abb. 28).

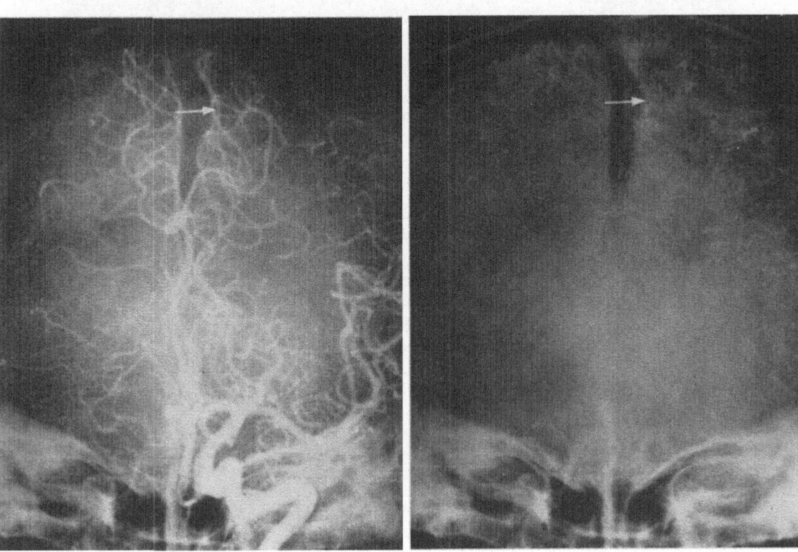

Abb. 28. Umschriebenes subarachnoidales Hämatom raumfordernden Ausmaßes im Interhemisphärenspalt. Die linke A. cerebri anterior ist durch das Hämatom um Fingerbreite von der Falx abgedrängt (→). Diese Abdrängung wird durch die zufällige Doppelfüllung der vorderen Hirnarterien deutlich demonstriert. Auch in der capillären Phase ist die Abdrängung gut zu erkennen. Derartige Subarachnoidalhämatome sind extrem selten, da sich das Blut normalerweise diffus über die Hirnwasserräume verteilt. Die seltenen subduralen Blutergüsse im Interhemisphärenspalt sind angiographisch nicht zu unterscheiden

γ) Subarachnoidale Hämatome. Blutergüsse im Subarachnoidalraum, die raumverdrängend wirken und mit Hämatom zu bezeichnen sind, dürften extrem selten sein. Bei den vielfältigen traumatischen und spontanen Blutungen in den Subarachnoidalraum verteilt sich das Blut im allgemeinen diffus über die Hirnwasserräume und sammelt sich an der Basis an. Auf die Möglichkeit eines umschriebenen subarachnoidalen Hämatoms in der Fissura Sylvii, an der Basis oder im Interhemisphärenspalt hat LAZORTHES (1956) hingewiesen. Im eigenen Krankengut haben wir ein derartiges Hämatom angiographisch erfaßt.

Es handelte sich um einen 60jährige Frau, die bewußtlos mit einer Kopfschwartenwunde vor der Treppe liegend aufgefunden wurde und klinisch sicherlich den Verdacht auf ein traumatisches intrakranielles Hämatom mit Hemiparese bot.

Angiographisch (Abb. 28) fand sich dann eine Abdrängung der Gefäße im Interhemisphärenspalt. Die Doppelfüllung der vorderen Hirnarterien läßt diese Abdrängung deutlich erkennen. Auch in der capilären Phase ist sie gut zu sehen. Die Pat. überlebte die akute Blutung nicht. Bei der Sektion wurde dann als Ursache ein kleines Aneurysma der A. communicans anterior gefunden, welches angiographisch nicht zu erfassen war. Es muß angenommen werden, daß die Pat. im Beginn ihrer Meningealapoplexie zu Fall gekommen ist und es sich um ein Pseudotrauma gehandelt hat.

Die Diagnose dieser seltenen Hämatomlokalisation läßt sich angiographisch an der Abdrängung der Gefäße von der Falx stellen. Eine Unterscheidung von einer subduralen Blutung im Interhemisphärenspalt ist angiographisch nicht möglich.

δ) Traumatische intracerebrale Hämatome. Die traumatischen intracerebralen Hämatome, die eine gleiche klinische Symptomatologie wie die extracerebralen Blutergüsse aufweisen, haben ebenfalls ein chirurgisches Interesse gefunden, seitdem sie angiographisch lokalisiert werden können. Sie haben pathogenetisch engste Beziehungen zu den kontusionellen Markschädigungen.

Zu den intracerebralen Hämatomen sind nur diejenigen umschriebenen Blutergüsse zu rechnen, die raumverdrängend wirken, nicht aber die kleineren kontusionellen Blutungen. Die kompressionellen Hämatome sind unbedingt zu entfernen, da sie sonst zum letalen Ausgang führen. Diese Blutungen sind nun durch eine Probetrepanation überhaupt nicht mehr zu erfassen, auch wenn beiderseits vier Bohrlöcher angelegt werden. Die Wichtigkeit der angiographischen Untersuchungen wird damit unterstrichen.

LOEW und WÜSTNER (1960) teilten die traumatischen intracerebralen Hämatome den epiduralen entsprechend in akute und subakute Verlaufsformen ein, wobei die entscheidende Grenze hinsichtlich der Prognosestellung bei 12 Std erkannt wurde. Die bisher bekannten akut verlaufenden Verletzungen sind sämtlich letal ausgegangen. Es ist dies leicht verständlich, da ein erhebliches Trauma erforderlich ist, um eine ausreichend große Arterie innerhalb des Hirngewebes zu verletzen.

Nach COURVILLE und BLOMQUIST (1940), HAMBY (1945), VAN HOYTEMA (1951), LAZORTHES (1956), McLAURIN (1956) u. a. sind die traumatischen intracerebralen Hämatome vorwiegend in den Schläfenlappen und vereinzelt in den Stirnhirnen lokalisiert, während die übrigen Regionen verschont zu bleiben scheinen. Eine stichhaltige Erklärung ist dafür bisher nicht zu erbringen. Auch im Kindesalter sind sie extrem selten. Neben einer eigenen Beobachtung (ISFORT 1964) fanden wir im Schrifttum nur ein weiteres traumatisches intracerebrales Hämatom im Kindesalter von ARSENI und GRIGOROVICI (1961) sowie ein kombiniertes akutes subdurales und intracerebrales Hämatom von KREBS und MLETZKO (1962) beschrieben.

Im Berichtszeitraum diagnostizierten wir 21 traumatische intracerebrale Hämatome. Davon waren drei im Stirnhirn lokalisiert. Auffällig war, daß diese drei Verletzten noch recht jung waren, nämlich 16, 17 und 19 Jahre. Die übrigen 18 Hämatome betrafen einen Schläfenlappen. Die Verletzten waren bis zu 40 Jahre alt. Von den 21 intracerebralen Hämatomen verliefen 13 akut und acht subakut. Von den subakuten konnten sieben geheilt werden. Sämtliche Verletzten mit akuter Verlaufsform kamen ad exitum. Neben den 21 reinen traumatischen intracerebralen Hämatomen finden sich im eigenen Krankengut weitere 28 in Kombination mit zusätzlichen intrakraniellen Verletzungen. Ein doppelseitiges intracerebrales Hämatom, wie es von BRUGGER (1963) als Rarität beschrieben ist, haben wir nicht erlebt. Die Prognose der kombinierten Blutungen ist natürlich stets dubiös (s. nächster Abschnitt).

Von den traumatischen intracerebralen Hämatomen sind unbedingt die spontan entstandenen zu trennen. Vor allem sind es die hypertonischen Massenblutungen sowie die Blutungen aus rupturierten Aneurysmen und Angiomen, also angeborenen Gefäßfehlbildungen, die apoplektiform in klinische Erscheinung treten und immer wieder mit einem Unfallereignis in Zusammenhang gebracht werden. Es ist dann aber praktisch stets so, daß der Unfall eine Folge der akuten spontanen

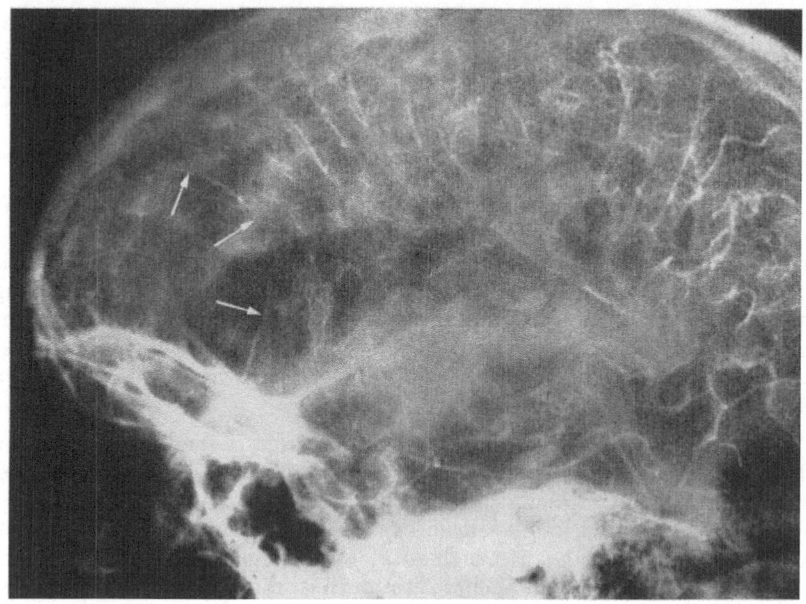

Abb. 29. Traumatisches intracerebrales Hämatom im Stirnhirn. Im seitlichen Phlebogramm sind die Gefäße frontobasal wie bei einem nicht vascularisierten Tumor verdrängt (⇥→)

Hirnblutung darstellt. Eine angiographische oder, bei letalem Ausgang, autoptische Klärung ist unbedingt anzustreben, da sonst erfahrungsgemäß heute meist langwierige versicherungs-medizinische Streitverfahren folgen.

Die Diagnose der traumatischen intracerebralen Hämatome stützt sich auf die angiographischen Befunde, indem sich Gefäßverdrängungen mit entsprechenden gefäßfreien Bezirken nachweisen lassen (Abb. 29 u. 30). Bei frontalen Hämatomen kann die Unterscheidung gegen epidurale Ergüsse recht schwierig sein. Auch die Abgrenzung der temporalen intracerebralen Hämatome ist gegen die basalen epiduralen nicht immer sicher (s. a. FRIEDMANN, SCHMIDT-WITTKAMP und WALTER 1960). Die Röntgenleeraufnahmen lassen meist Frakturlinien nachweisen, die aber keine Beziehungen zur Hämatomlokalisation ergeben.

Die Behandlung der traumatischen intracerebralen Hämatome hat in einer Entleerung des Blutergusses zu bestehen. Bei den im Stirnhirn gelagerten empfehlen wir die primäre Anlage eines osteoplastischen Knochendeckels. Die temporalen lassen sich auch von einem osteoklastisch erweiterten Bohrloch aus versorgen, da hier wegen des dicken Temporalmuskels ohne Nachteil ein kinderhandtellergroßer Teil des Schläfenbeines reseziert werden kann. Nach Eröffnung der Dura wird die Hirnrinde dann elektrisch incidiert, so daß das Hämatom sich teilweise spontan entleert. Der Rest wird mit den kontusionellen Trümmern abgesaugt und eine exakte Blutstillung wie bei den offenen Verletzungen durchgeführt. Die Dura ist wieder dicht zu verschließen.

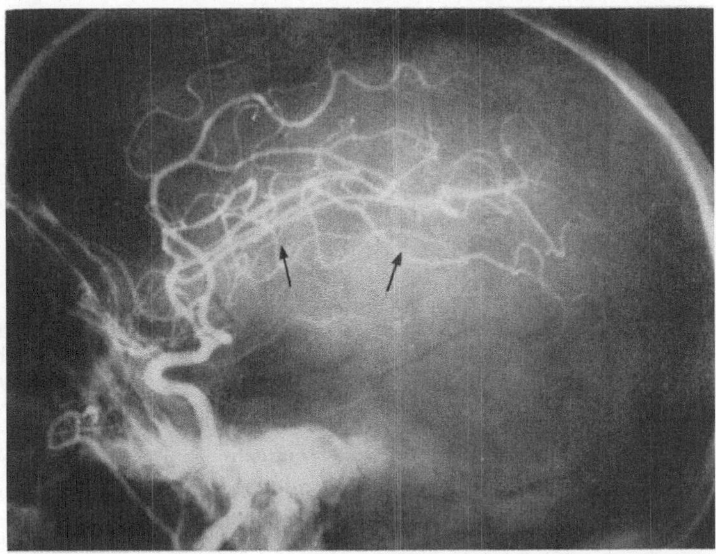

Abb. 30. Traumatisches intracerebrales Hämatom im Schläfenhirn. Die mittlere Hirnarterie mit ihren Ästen ist erheblich aufwärts verdrängt (↑↑). Die Mehrzahl der traumatischen intracerebralen Hämatome ist im Schläfenlappen lokalisiert

Insgesamt gesehen ist also die Prognose der subakuten traumatischen intracerebralen Hämatome bei rechtzeitiger chirurgischer Behandlung durchaus nicht ungünstig. Ob sich auch von den akuten Verlaufsformen der eine oder andere Fall retten läßt, wird die Zukunft erweisen.

ε) Kombinierte traumatische Hämatome. Wir verstehen darunter das gleichzeitige Auftreten von mehreren verschiedenen Hämatomarten, also nicht lediglich das doppelseitige Vorkommen des gleichen Hämatoms. Die kombinierten Hämatome werden in vielen Abhandlungen nicht gesondert aufgeführt, sondern jeweils dem Bluterguß mit der stärksten Ausprägung zugerechnet.

Die Sonderstellung der kombinierten Hämatome ergibt sich aber aus den diagnostischen Gesichtspunkten und besonders aus der Prognose. Kombinierte Hämatome sind auch gar nicht so selten. Wir selbst beobachteten neben 153 isolierten epiduralen, subduralen und intracerebralen

Hämatomen immerhin 35 kombinierte Blutergüsse, also wesentlich mehr als intracerebrale. Loew und Wüstner fanden allerdings nur neun kombinierte Hämatome bei insgesamt 181 Fällen traumatischer Blutergüsse des Schädelinneren.

Bei den eigenen 35 Fällen von kombinierten Hämatomen handelte es sich 27mal um die Kombination von epiduralen mit subduralen (18) und intracerebralen (9) Blutungen. Viermal fand sich ein subdurales Hämatom mit einem intracerebralen vergesellschaftet. Bei weiteren vier Verletzten lagen alle drei Hämatomarten vor. In sechs Fällen waren die verschiedenen Blutungen doppelseitig lokalisiert. Die Alterskurve (Abb. 31) zeigt, daß alle Altersklassen betroffen sind und kein Lebensabschnitt signifikant bevorzugt ist. 33 Verletzte waren männlichen und zwei weiblichen Geschlechtes.

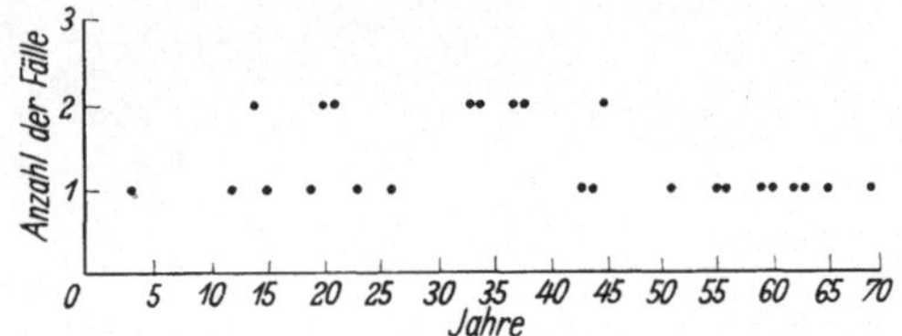

Abb. 31. Alterskurve der Verletzten mit kombinierten Hämatomen

Bei 18 Verletzten mit kombinierten Hämatomen gestaltete sich der Verlauf akut, indem sich die auf die Blutungen hinweisenden Symptome innerhalb der ersten 12 Std nach dem Unfall einstellten. 17 Fälle verliefen subakut. Von den letzteren konnten immerhin sechs mit Erfolg operiert werden. Darunter befanden sich zwei mit dreifacher Hämatomkombination. Alle Pat. mit der akuten Verlaufsform kamen ad exitum, so daß die Prognose dieser Verletzten von vornherein wie bei den akuten intracerebralen Hämatomen als ungünstig anzusehen ist.

Die Diagnose eines kombinierten Hämatoms ist nach dem klinischen Befund, der die üblichen Zeichen der Compressio ergibt, nicht möglich. Auch angiographisch ist die Kombination von gleichseitigem epi- und subduralem Hämatom nicht zu erfassen. Hier hilft nur der Operationssitus weiter, indem die Dura nach Entleerung des epiduralen Ergusses bläulich durchschimmert. Wir haben es uns zur Gewohnheit gemacht, bei allen epiduralen Hämatomen stets den Subduralraum durch eine kleine Incision zu inspizieren, weil dadurch ein Übersehen einer zusätzlichen Subduralblutung entfällt. Der Verdacht auf ein beidseitiges Hämatom ergibt sich aus der Mittelstellung oder annähernden Medianstellung der vorderen Hirnarterie. In allen Zweifelsfällen führen wir deshalb eine beidseitige Angiographie durch, um die Differentialdiagnose gegenüber dem Hirnödem zu klären. Die Kombination eines extracerebralen mit einem intracerebralen Hämatom ergibt sich angiographisch aus der Abdrängung der Gefäße von der Kalotte und der Anhebung der mittleren Hirnarterie. Bei temporobasalen und bei frontalen Hämatomen kann aber auch diese Unterscheidung schwierig sein, so daß wir uns hinsichtlich des operativen Vorgehens auf ein intracerebrales Hämatom einstellen und einen osteoplastischen Deckel bilden. Nach Entfernung des extracerebralen Hämatoms wird das intracerebrale durch Punktion verifiziert oder ausgeschlossen.

Die operative Behandlung entspricht also den üblichen Hämatomen. Bei doppelseitiger Lokalisation ist selbstverständlich sogleich beiderseits zu trepanieren.

Die Ergebnisse der subakut verlaufenden Fälle kombinierter Hämatome zeigen deutlich, daß sich die chirurgische Therapie auch dieser Unfallfolgen durchaus lohnt.

4. Traumatische Hirndurchblutungsstörungen

Es ist zu unterscheiden zwischen funktionellen Zirkulationsstörungen und organischen Hirngefäßschäden. Während die letzteren durchaus bekannt und geläufig sind — bei den kontusionellen und kompressionellen Schädigungen sind sie bereits erwähnt worden —, wurden die funktionellen Hirndurchblutungsstörungen bisher nach stumpfen Schädeltraumen meist recht stiefmütterlich behandelt oder ihre Existenz vollständig abgelehnt. Sie sind aber nach unserer Überzeugung viel häufiger, als allgemein angenommen wird, und für den Verletzten von nicht zu unterschätzender Bedeutung.

a) *Funktionelle traumatische Hirndurchblutungsstörungen*

Mitteilungen über funktionelle Durchblutungsstörungen nach gedeckten Schädeltraumen sind noch immer selten. Bereits 1922 hatten KNAUER und ENDERLEN in Tierversuchen nachgewiesen, daß nach Gewalteinwirkungen auf den Schädel schwere, vorübergehende, das Trauma überdauernde Zirkulationsstörungen zunächst im Sinne einer Gefäßkonstriktion, dann einer nachfolgenden Paralyse auftreten können. Es ist das unbestrittene Verdienst von LÖHR (1936), erstmalig diesbezüglich angiographische Beobachtungen am Menschen gemacht zu haben. Durch die serienangiographischen Untersuchungen sind wir heute in der Lage, auf einfache Weise die Zirkulation des Hirnkreislaufes zu verfolgen und zu beurteilen. Traumatische funktionelle Durchblutungsstörungen lassen sich sowohl am gesunden als auch am organisch veränderten Hirngefäßsystem nachweisen.

RIECHERT (1943, 1953), TIWISINA (1956), VOGT (1957) u. a. haben darüber berichtet. In jüngster Zeit wurden von TÖNNIS und FROWEIN (1963) sowie SCHÜRMANN (1963), HUBER (1963) u. a. überzeugende Angiogramme demonstriert.

Durch die Untersuchungen von N. MÜLLER (1961, 1962) sowie von SELLIER und UNTERHARNSCHEIDT (1963) wurden die Folgezustände nach funktionellen traumatischen Hirndurchblutungsstörungen aus pathologisch-anatomischer Sicht beschrieben. Diese Folgen können völlig reversibel sein und reichen andererseits bis zum tödlich verlaufenden cerebralen Zirkulationsstillstand.

Wenn sich nach einer Commotio cerebri einige Tage später ein vegetatives Hirnstamm- oder neurologisches Rindensyndrom (WANKE) entwickelt, so sind hier vielfältig funktionelle Durchblutungsstörungen als ursächlich anzusehen. Über entsprechende angiographische Befunde mit umschriebenen und ausgedehnten Engstellungen der Gefäße haben wir mehrfach berichtet. Ein Beispiel eines funktionellen Gefäßverschlusses möge zur Demonstration dienen.

Ein fünfjähriger Junge bekommt einen Stein an den Kopf. Ist nur kurz benommen und läuft nach ½ Std wieder umher, ohne besondere Klagen zu äußern, so daß der Unfall zunächst als harmlos angesehen wurde. Drei Tage später erkrankt das Kind apoplektiform mit Bewußtseinstrübung sowie Halbseitenlähmung und kommt dabei zu Fall. Wegen Verdachtes auf ein epidurales Hämatom erfolgt die Einweisung. Bei der Aufnahme ist das Kind komatös und bewegt die rechte Seite nicht. Auf den sofort angefertigten Angiogrammen sind die Vorderbilder unauffällig. Die A. cerebri ant. steht streng median. Temporoparietal erreichen die Gefäße die Kalotte überall. Auf dem seitlichen Arteriogramm (Abb. 32a) fällt dann auf, daß ein Ast der A. cerebri media zipflig auslaufend verschlossen ist und die Umgebung gefäßfrei bleibt. In der venösen Phase (Abb. 32b) stagniert das Kontrastmittel noch in der Arterie, während sonst nur Venen und Sinus gefüllt sind. Zum Beweise eines funktionellen Arterienverschlusses wurden in Abständen drei Serien Kontrastbilder angefertigt. Dabei divergierte der Verschluß geringgradig (im Gegensatz zu embolischen und thrombotischen Verschlüssen).

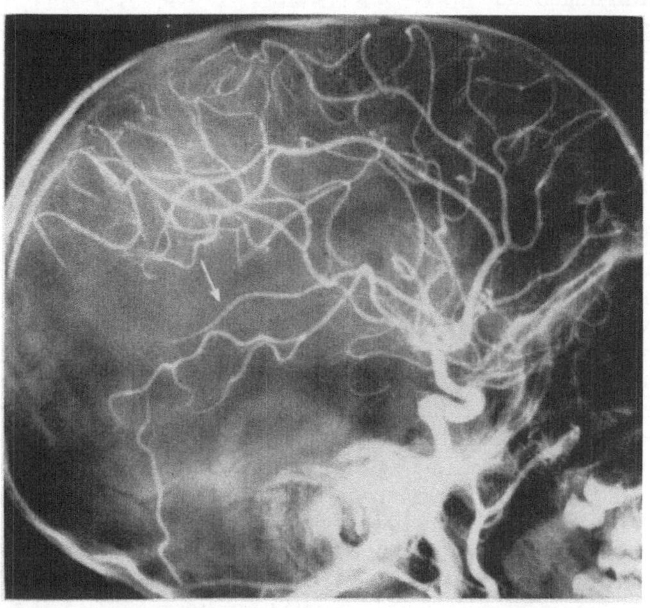

Abb. 32a. Funktionelle Durchblutungsstörungen nach Schädeltrauma mit Halbseitensymptomatik. Die Vorderbilder sind unauffällig. Auf dem Seitenbild läuft in der arteriellen Phase die A. parietalis posterior zipflig aus (↓). Der entsprechende Versorgungsbereich bleibt gefäßfrei

In Kenntnis der Diagnose einer funktionellen Durchblutungsstörung konnte eine überflüssige Probetrepanation mit der Möglichkeit einer zusätzlichen Hirntraumatisierung unterbleiben und eine kausale Therapie eingeleitet werden. Nach der Angiographie (Kontrastmitteleffekt!) wurde das Kind wacher, war aber zunächst vollständig halbseitengelähmt und apathisch. Unter cyclischen Halsgrenzstrangblockaden zeigten sich bald Rückbildungstendenzen. Das Kind konnte gut gebessert werden.

In ähnlich gelagerten Fällen haben sich uns die Eingriffe am N. sympathicus in Form der cyclischen Anaesthesien als auch der Resektion des Halsgrenzstranges immer noch als die Therapie mit dem optimalen

Effekt bewährt. Ein gleichzeitig vorhandenes Hirnödem ist osmotherapeutisch (s. S. 61) zu bekämpfen.

Die extremste Form der funktionellen Hirndurchblutungsstörungen
ist der *cerebrale Zirkulationsstillstand*. Ein solcher resultiert bei akuter
intrakranieller Drucksteigerung, wenn die arteriovenöse Druckdifferenz
entfällt, bzw. wenn der Hirndruck die Höhe des intraarteriellen Druckes
erreicht. Dieser Zustand findet sich sowohl bei schweren traumatischen
Hirnschäden infolge akuten Ödems oder Hämatoms als auch bei tumor-
bedingten Einklemmungen und natürlich ebenso bei versagendem Allgemeinkreislauf. Als klinisches Bild ergibt der cerebrale Zirkulationsstillstand ein tiefes Koma, reaktionslose weite Pupillen, zentrale Atemlähmung und völlige Reflexlosigkeit.

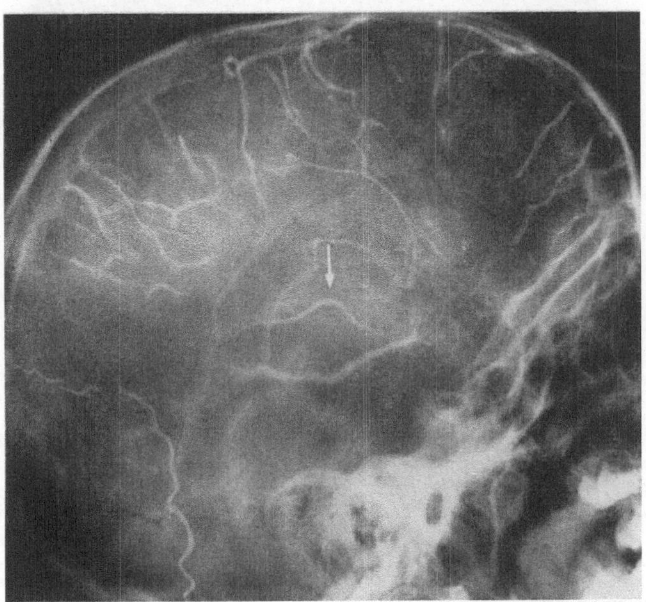

Abb. 32b. In der venösen Phase stagniert das Kontrastmittel noch in der Arterie (↓), während sonst
nur Venen und Sinus gefüllt sind. Der funktionelle Charakter des Gefäßverschlusses ist dadurch zu
beweisen, daß der Kontrastmittelstop bei verschiedenen Füllungen nicht stets genau an der gleichen
Stelle vorliegt wie bei den thrombotischen und embolischen Verschlüssen

Angiographisch läßt sich im Zustand des cerebralen Zirkulationsstillstandes keine Kontrastmittelfüllung der A. carotis interna und ihrer
Äste mehr erzielen, während sich die Externaäste noch darstellen (Abbildung 33).

Zum Beweise des funktionellen Internaverschlusses führen wir wie bei den
peripheren funktionellen Gefäßausfällen mehrere Kontrastmittelinjektionen durch.
Die auslaufenden Kontrastmittelstops finden sich dann in verschiedener Höhe.
Die angiographischen Befunde (RIISHEDE und ETHELBERG 1953; WERTHEIMER und
DESCOTES 1961; TÖNNIS und FROWEIN 1963 u. a.) führten wegen der Ähnlichkeit
mit echten thrombotischen Verschlüssen dazu, daß ARONSON und SCATLIFF (1962)

die Bezeichnung „Pseudo-Carotisthrombose" prägten. Eine Unterscheidung von der organischen Thrombose ist unseres Erachtens aber durch die Wiederholung der Angiographie möglich.

Zwischen den leichteren Formen der funktionellen traumatischen Durchblutungsstörungen und dem Zirkulationsstillstand gibt es selbstverständlich sämtliche Übergänge. Das Ziel unserer Behandlung aber muß folgerichtig sein, die noch rückbildungsfähigen Anfangsstadien zu erfassen.

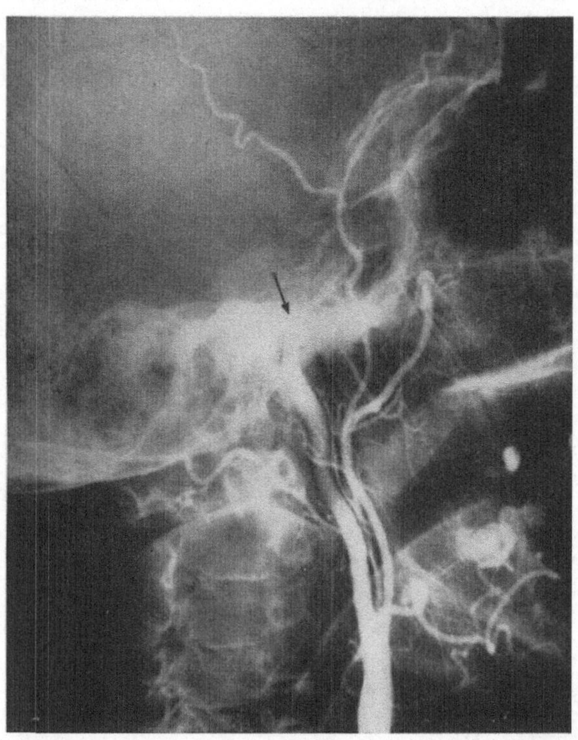

Abb. 33. Cerebraler Zirkulationsstillstand infolge akuter maximaler intrakranieller Drucksteigerung nach Schädelfraktur mit traumatischem Hirnödem. Die Äste der A. carotis externa füllen sich normal. In der A. carotis interna kann das Kontrastmittel nicht mehr in den intrakraniellen Raum gelangen, da die Druckdifferenz zwischen intraarteriellem und intrakraniellem Druck entfallen ist. Im Canalis caroticus endigt das Kontrastmittel (↓). Derartige funktionelle Carotisverschlüsse („Pseudocarotisthrombose") sind innerhalb weniger Minuten irreversibel

b) *Organische traumatische Hirngefäßschäden*

Sie werden zweckmäßigerweise unterteilt in die traumatischen Gefäßrupturen und in die traumatischen Thrombosen. An den verschiedenen Lokalisationen ergeben sich dabei recht unterschiedliche Vorgänge und Endzustände. Bis auf wenige Ausnahmen läßt sich die Diagnose nur angiographisch stellen.

α) *Traumatische Gefäßrupturen.* Sie finden sich sowohl an den Gefäßen des Halses als auch im intrakraniellen Raum. Werden alle Wandschichten einer Arteria carotis oder vertebralis am Halse an umschriebener Stelle gewaltsam durchtrennt, z. B. bei einer spitzen Pfählung, Messerstecherei oder durch eine Schußverletzung, so kommt es zu einem Bluterguß in die Gefäßscheide und Halsweichteile. Wird die Verletzung überlebt, so kann ein Aneurysma spurium (pulsierendes Hämatom) resultieren. Derartige Verletzungen wurden im Kriege vielfach beobachtet. Erfolgt gleichzeitig eine Verletzung der benachbarten Vene, so ist mit der Bildung einer arteriovenösen Fistel zu rechnen. Die Mehrzahl dieser Fisteln findet sich zwischen der A. carotis communis und der V. jugularis.

Im Berichtszeitraum konnten wir bei zwei derartigen frischen Fisteln durch seitliche Naht der Arterie und Vene wieder anatomische Verhältnisse herstellen. Eine weitere Fistel bestand nach Schußverletzung zwischen der A. und Vena vertebralis, die durch die Bramannsche Vierfachligatur (Unterbindung der zu- und abführenden Arterie und Vene) beseitigt wurde. Die einseitige Ligatur der A. vertebralis ist nach vielfältigen Erfahrungen ohne Gefährdung möglich.

Wir beobachteten ferner ein 16jähriges Mädchen, welches im Alter von 13 Jahren durch eine Schußverletzung an der rechten Halsseite verwundet worden war. Die Stecksplitter heilten reizlos ein. In der Folgezeit spürte das Kind ein dauerndes Rauschen im rechten Ohr. Angiographisch (Abb. 34) stellte sich bei einer Kontrastfüllung der rechten A. carotis communis eine arteriovenöse Fistel zwischen der A. carotis externa und V. jugularis dar. Aus der erweiterten äußeren Kopfschlagader floß also das arterielle Blut durch einen Kurzschluß direkt in die Vene ab. Die A. carotis interna füllte sich mit ihren Ästen regelrecht. In Kenntnis dieser vasalen Situation konnte die Ligatur der A. carotis externa und der V. jugularis gefahrlos durchgeführt werden, wodurch das Kind beschwerdefrei wurde.

Arteriovernöse Fisteln sind vereinzelt sogar zwischen der A. vertebralis und der V. jugularis beobachtet. Dost und Kümmerle (1963) sammelten sechs derartige Fälle aus der Literatur und fügten einen eigenen hinzu.

Erfolgt die Ruptur der A. carotis interna an der Schädelbasis, so entsteht das bekannte Krankheitsbild der Carotis-Sinus cavernosus-Fistel mit pulsierendem Exophthalmus. Diese Fisteln kommen überwiegend durch eine direkte Arterienverletzung infolge penetrierender Impressionen und bei Schädelbasisfrakturen zustande (Siegert 1960, Hellner 1962 u. a.). Ein spontanes Auftreten ist auf Gefäßerkrankungen (Arteriosklerose, angeborenes rupturiertes Aneurysma) zurückzuführen. Die sehr charakteristischen klinischen Erscheinungen brauchen dem Trauma nicht direkt zu folgen. Ein Intervall ist möglich. Durch den Kurzschluß zwischen der A. carotis interna und dem Sinus cavernosus, der die Carotis nach ihrem Durchtritt durch die Schädelbasis umspült, ergießt sich das arterielle Blut direkt in den Sinus cavernosus und füllt häufig auch die in diesen einmündenden Venen auf. Es entwickelt sich dadurch ein pulsierender Exophthalmus mit Stauungserscheinungen, Chemosis, Blutungen am Augenhintergrund und führt schließlich zur Erblindung des Auges. Unter bestimmten anatomischen Voraussetzungen kann ein doppelseitiger pulsierender Exophthalmus auftreten, wenn das Blut über die Sinus intercavernosi zur Gegenseite abfließt (Sunder-Plassmann und Tiwisina 1952). Charakteristisch ist bei den Carotis-Cavernosus-Fisteln ein pulssynchrones Gefäßgeräusch, welches der Pat. selbst verspürt, und auch gut auszukultieren ist. Nicht selten finden sich Hirnnervenstörungen der im Sinus cavernosus verlaufenden Hirnnerven, die allerdings auch unabhängig von der Fistel als direkte Frakturfolge bestehen können (SCHEID 1953).

Sämtliche arteriovenösen Fisteln führen nach konstanten Gesetzen zu hämodynamischen Auswirkungen auf den Kreislauf und auf das Herz,

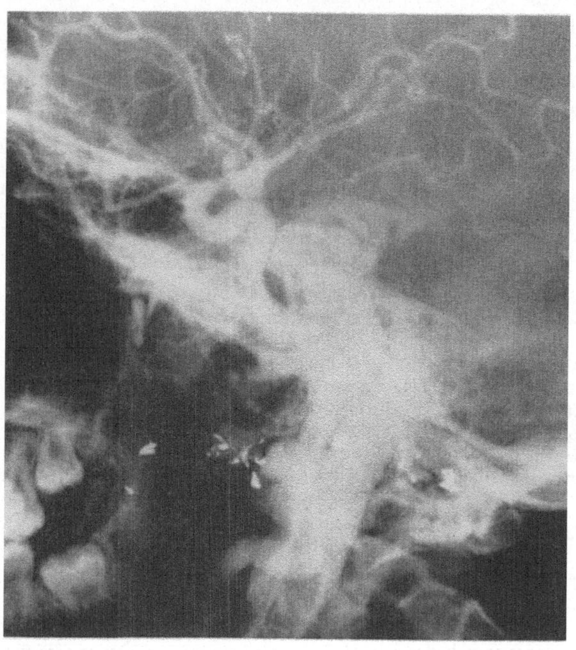

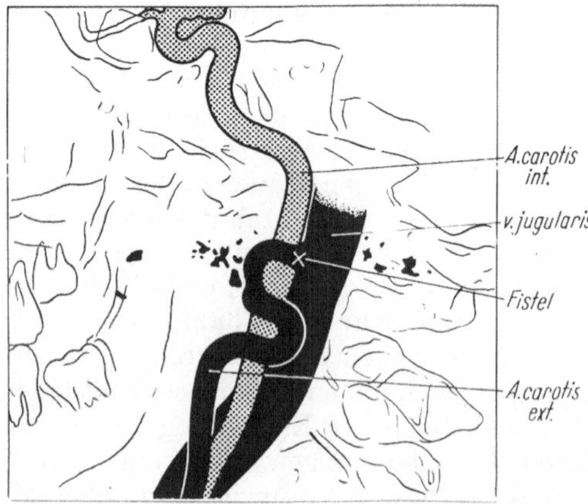

Abb. 34. Traumatische arteriovenöse Fistel zwischen der A. carotis externa und der V. jugularis nach Schußverletzung. Zahlreiche kleine Stecksplitter liegen in den Halsweichteilen. Infolge des Kurzschlusses sind die Arterien des Halses und die Vena jugularis gleichzeitig gefüllt, was bei normalen anatomischen Verhältnissen nicht möglich ist. Die unverletzte A. carotis interna hat sich mit ihren intrakraniellen Ästen regelrecht dargestellt. In Kenntnis der vasalen Situation, besonders deutlich in der Skizze wiedergegeben, konnte eine kausale Behandlung mit Ligatur der A. carotis externa und V. jugularis durchgeführt und Beschwerdefreiheit erzielt werden

die schließlich mit der vasculären und kardialen Dekompensation enden. Das gilt sowohl für die av-Fisteln an den Extremitäten (HEBERER 1961, 1962) als auch am Hals und im Sinus cavernosus.

Der Kurzschluß zwischen A. carotis interna und Sinus cavernosus bedingt schließlich noch eine erhebliche Mangeldurchblutung des Hirns, indem der Blutzufluß einer inneren Kopfschlagader teilweise oder vollständig entfällt.

Aus vierfachen Gründen (drohende Erblindung, erhebliche subjektive Belästigung, Mangeldurchblutung des Hirns, allgemeine hämodynamische Kreislaufauswirkung) ist die Beseitigung der *Carotis-Cavernosus-Fisteln* zwingend indiziert. Da ein direktes Angehen dieser Fisteln aus anatomischen Gründen nicht in Frage kommen kann, müssen hier andere Maßnahmen angewandt werden mit dem Ziel, die Fistel zur Thrombosierung zu bringen. Dazu stehen uns heute zwei Verfahren zur Verfügung. Die anzuwendende Methode richtet sich nach dem angiographischen Befund.

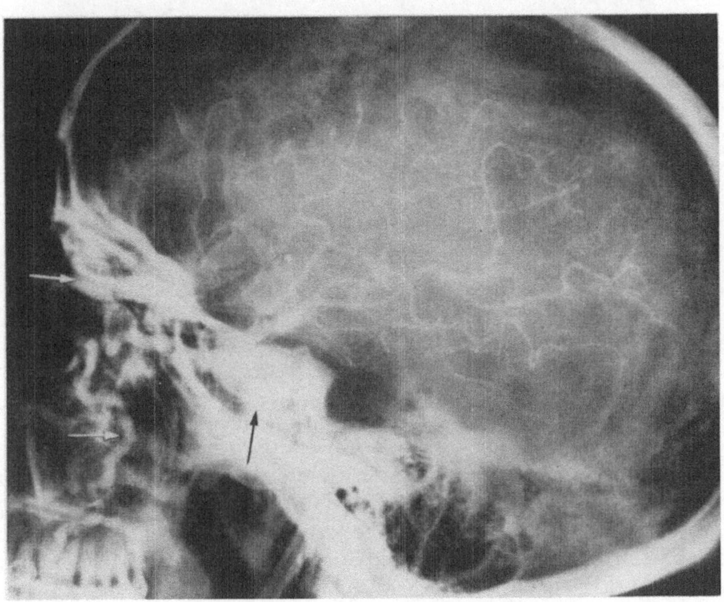

Abb. 35a. Traumatische Fistel zwischen der A. carotis interna und dem Sinus cavernosus (↑). Trotz einwandfreier Lage der Injektionsnadel in der inneren Kopfschlagader und Einspritzung des Kontrastmittels unter maximalem Druck läßt sich die Carotis nicht darstellen. Die Blutzirkulation erfolgt durch den arteriovenösen Kurzschluß derart beschleunigt, daß sich lediglich die frontalen Venen (⇵) retrograd auffüllen. Nur geringe Mengen Kontrastmittel erreichen die Hemisphäre. Von der Gegenseite her erfolgt eine vollständige Kollateraldurchblutung der verletzten Seite. Derartige Fälle sind für die Muskelembolie geeignet

Zeigt uns das Angiogramm, daß sich fast das gesamte Blut der A. carotis interna in den Sinus cavernosus ergießt (Abb. 35), so sehen wir die Methode der Wahl in der Muskelembolie nach BROOKS (s. a. RÖTTGEN 1948, SCHRÖDER 1953, GROTE und SCHIEFER 1959 u. a.).

Dieselbe zeichnet sich dadurch aus, daß kleine, mit einem Krampfader-Verödungsmittel getränkte Muskelstückchen in die Carotis eingeführt und mit dem Blutstrom bis in den Sinus cavernosus transportiert werden. Die Anzahl der erforderlichen Muskelstückchen richtet sich danach, wann das pulsierende Geräusch verschwindet. Es darf dann kein weiterer Muskelembolus mehr eingeführt werden, da sonst die Gefahr besteht, daß das nächste Muskelstückchen an der Fistel vorbei bis zur Teilungsgabel bzw. in die mittlere Hirnarterie vordringt und so

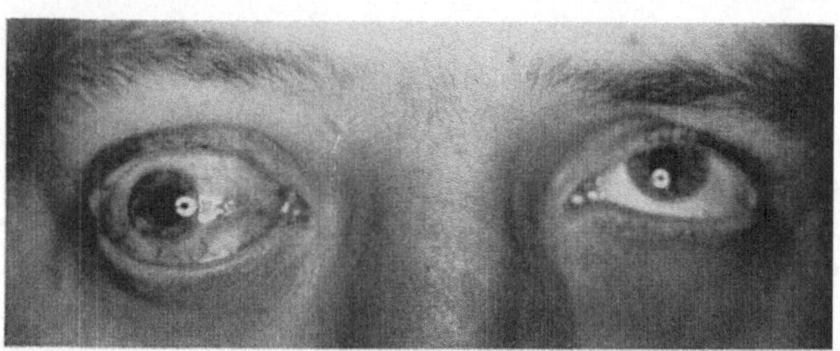

Abb. 35b. Der Exophthalmus pulsans infolge der Carotis-Cavernosus-Fistel vor der Operation

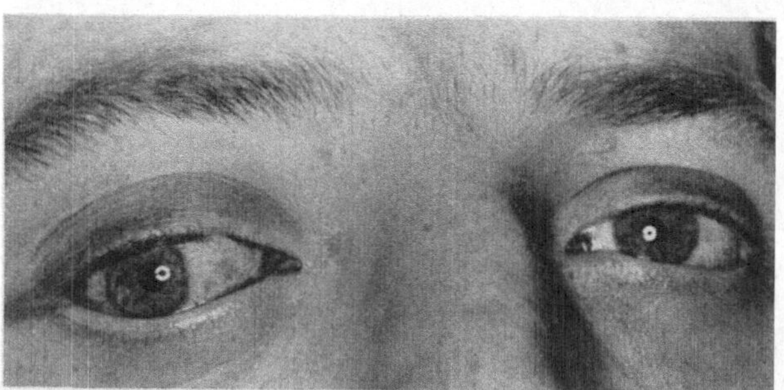

Abb. 35c. Nach der Muskelembolie bildet sich der Exophthalmus bereits am Operationstage weitgehend zurück, die Pulsation ist verschwunden

eine Hirnembolie mit ihren vielfach deletären Folgen bewirkt. Vor der abschließenden Carotisligatur wird noch angiographisch festgestellt, daß das Kontrastmittel wieder seinen normalen Weg nimmt. Damit ist eine sichere Fistelthrombosierung objektiviert. Ein derartiges Vorgehen führt stets und praktisch ohne Gefährdung für den Pat. zum erstrebten Ziel.

Erweist sich dagegen angiographisch, daß ein Teil des Blutes der A. carotis interna noch in die Hemisphärengefäße einströmt (Abb. 36), so ist eine Muskelembolie kontraindiziert, da die Gefahr besteht, daß bereits das erste Muskelstückchen sogleich zu einem Verschluß einer lebenswichtigen Hirnarterie zu führen vermag. Bei diesen Fällen kann nur eine Ligatur der Carotis vorgenommen werden.

Eine solche ist aber nur erlaubt, wenn eine ausreichende Kollateraldurchblutung über den Circulus Willisi erfolgt, was angiographisch durch Gefäßkontrastdarstellung der Gegenseite (evtl. mit Kompression der verletzten Carotis) nachzuweisen ist. Bei Kindern und Jugendlichen darf man die A. carotis interna im allgemeinen nach probatorischer Drosselung in einer Sitzung unterbinden. Bei älteren Pat. ist zunächst eine partielle Ligatur durchzuführen, so daß des Geräusch zwar noch wahrnehmbar, aber abgeschwächt gehört wird. Nach einigen Tagen mit Ausbildung eines ausreichenden Kollateralkreislaufes wird die vollständige Unterbindung durchgeführt. Falls dann weiterhin ein pulssynchrones Gefäßgeräusch zu hören ist, so erfolgt eine intrakranielle Klippung der A. carotis interna oberhalb der Fistel und unterhalb des Abganges der

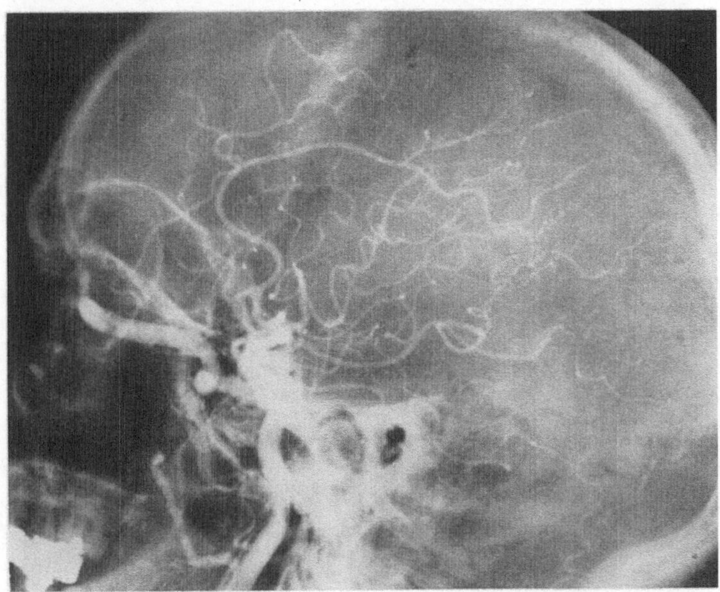

Abb. 36. Kleinere Fistel zwischen A. carotis interna und Sinus cavernosus mit Darstellung sämtlicher Hemisphärengefäße und retrograder Füllung der frontalen Venen. In solchen Fällen ist nur die Ligatur der Carotis interna möglich

A. communicans posterior. In seltenen Fällen kann dann trotzdem noch eine Füllung rückläufig über die A. ophthalmica von Anastomosen der A. carotis externa her erfolgen, worauf SUNDER-PLASSMANN und TIWISINA (1952) erstmalig hingewiesen haben. Auch SERFLING und PARNITZKE (1956) sowie TÖNNIS (1960) haben diesen Kollateralkreislauf beschrieben und die Ligatur der A. ophthalmica empfohlen.

Im Berichtszeitraum erlebten wir 18 traumatische Carotis-Cavernosus-Fisteln. Das jüngste Kind war $3\frac{1}{2}$ Jahre alt. Sechs Verletzte waren für die Muskelembolie geeignet. Bei den übrigen wurden Ligaturen durchgeführt. 17 Pat. konnten mit gutem Erfolg operiert werden.

Intrakranielle traumatische arteriovenöse Fisteln außerhalb des Sinus cavernosus dürften extrem selten sein. Uns ist nur der von DJINDJIAN, DROGUET und DORLAND (1957) mitgeteilte Fall einer traumatischen Fistel der Ophthalmicagefäße als ausgesprochene Rarität bekanntgeworden.

Völlige Abrisse der A. carotis interna, wie sie von KRAULAND (1955) beschrieben wurden, sind ohne klinisches Interesse, da sie mit dem Leben nicht zu vereinbaren sind. Auch größere Risse in der intrakraniellen Carotis interna verlaufen im allgemeinen tödlich. TÖNNIS (1960) hat jedoch zwei Fälle einer intrakraniell verletzten Carotis durch Naht erfolgreich versorgt.

Erfolgt die traumatische Gefäßruptur an peripheren Gefäßzweigen im Bereich der Hirnhäute und des Hirnmantels, so können die beschriebenen Krankheitsbilder der epi- und subduralen Hämatome resultieren. Bei Verletzungen innerhalb der Hirnsubstanz kommt es zur intracerebralen Blutung.

Wenn bei schweren Schädelhirntraumen eine grobe Kontusion mit Ruptur der entsprechenden peripheren Schlagaderzweige stattgehabt hat, so läßt sich angiographisch bisweilen ein Kontrastmittelextravasat nachweisen, welches bei den intracerebralen Hämatomen raumfordernden Ausmaßes nicht gefunden wird. Diese Extravasate sind charakteristisch für frische, grobe Kontusionsherde mit massiver Hirnsubstanzzertrümmerung (WEBSTER, DAWSON und GURDJIAN 1951; TIWISINA und STÄCKER 1959; SCHMIDT und ROSSI 1961 u. a.). Es lassen sich dadurch bisweilen größere corticale oder subcorticale Trümmerzonen hin-

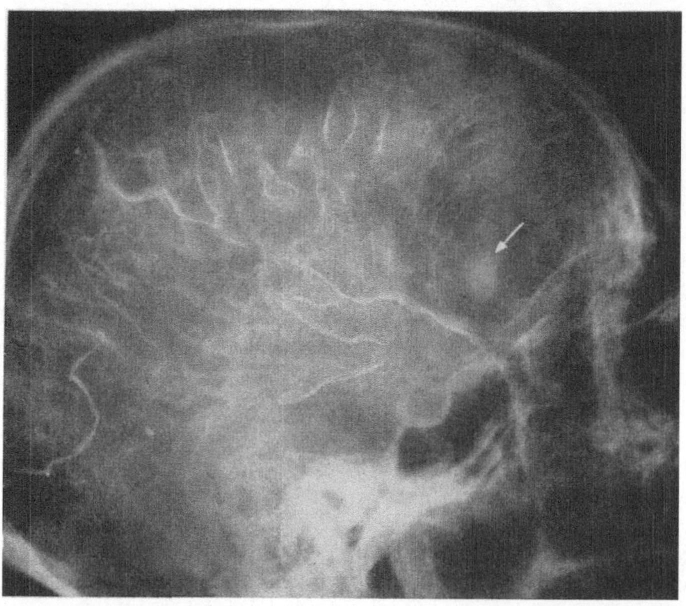

Abb. 37. Kontrastmittelextravasat (↓) nach Ruptur des frontalen Astes der A. meningea media. Infolge des frontalen epiduralen Hämatoms sind die Gefäße abgedrängt. Bei der sofortigen Operation blutet die verletzte Arterie rhythmisch

sichtlich Lokalisation und Ausdehnung genauer erfassen und so einer operativen Beseitigung zuführen, wodurch dem Verletzten die oft tödlich verlaufende Resorption der Hirngewebsnekrosen abgewendet werden kann. Von HUBER (1962) und TÖNNIS (1964) wurden Kontrastmittelaustritte auch bei akut verlaufenden epiduralen Hämatomen beschrieben. Ein eigenes Beispiel zeigt Abb. 37.

Führt ein Trauma im Kopf-Hals-Bereich zu einer Quetschung der Media einer Arterie, so kann die Entstehung eines sackförmigen Aneurysma resultieren. Am Halse treten sie besonders bei massiven Unterkieferfrakturen (z. B. WEISS 1960) auf.

Abb. 38 zeigt ein Angiogramm eines 21jährigen Motorradfahrers mit traumatischem Aneurysma der rechten A. carotis interna im Halsabschnitt nach Ober- und Unterkiefertrümmerfraktur. Aus diesem Aneurysma erfolgte ein Jahr nach dem Unfall ein thromboembolischer Mediaverschluß.

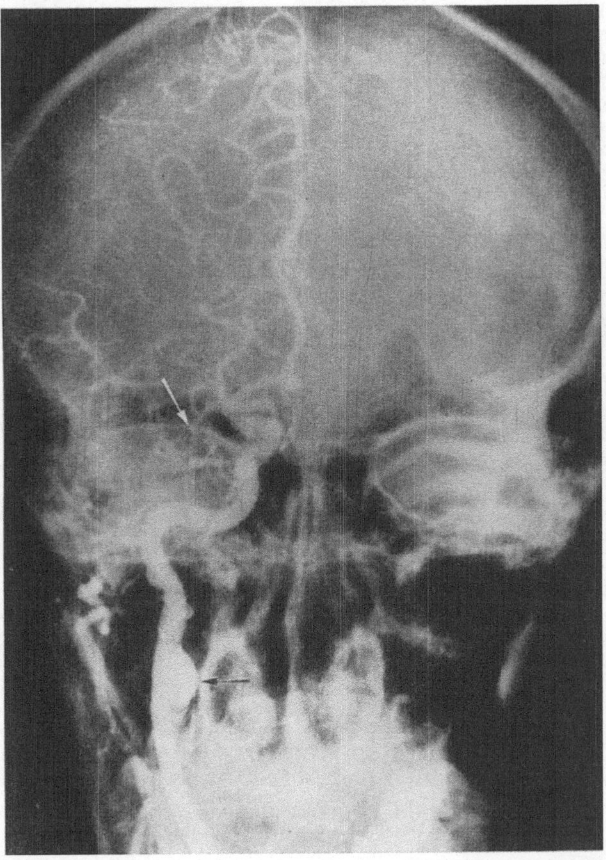

Abb. 38. Traumatisches Aneurysma (←) der A. carotis interna nach Ober- und Unterkiefertrümmerbruch. Von diesem Aneurysma aus erfolgte ein Jahr nach der Verletzung ein embolischer Verschluß der A. cerebri media hinter dem Abgang des ersten Astes (↓) der Sylvischen Gruppe mit entsprechendem Hirninfarkt

Intrakranielle traumatische Aneurysmen sind selten und überwiegend an der Basis lokalisiert (BRIHAYE, MAGE und VERBIEST 1954). Bei den großen basalen Arterien soll die Gefäßwandläsion schon durch eine stumpfe Schädelprellung ohne Fraktur möglich sein (KRAULAND 1955), indem das Gehirn infolge plötzlich gehemmter Bewegung beim Aufprall geschleudert wird, was zu einer Zerrung der A. carotis oder vertebralis führt. KRAULAND beschrieb zwei Fälle mit völligem Abriß einer A. carotis über dem Türkensattel ohne Fraktur. KRAULAND (1956) fand ferner bei zwei Sektionen ein traumatisches Aneurysma an der Mantelfläche des Großhirns ohne Schädelbruch.

Bei unseren vier Beobachtungen eines traumatischen intrakraniellen Aneurysma waren drei an der Basis nach massiven Frakturen entstanden. Zwei davon führten später zu einer tödlichen Rupturblutung (Abb. 39) und konnten autoptisch verifiziert werden. Den dritten Verletzten, bei dem ein stärkster Diabetes insipidus auffällig war, vermochten wir durch Carotisligatur zur Beschwerdefreiheit zu bringen. Bei dem vierten Verletzten handelte es sich um die erste Beobachtung eines traumatischen Hirnrindenaneurysma am Lebenden. Es war nach geschlossener temporo-parietaler Impression entstanden. Durch Exstirpation wurde der Verletzte geheilt. Zwei weitere vergleichbare Fälle wurden von HIRSCH, DAVID und SACHS (1962) mitgeteilt. Es ist dabei auffällig, daß auch diese beiden Aneurysmen ebenso wie die zwei von KRAULAND bei Autopsien an der gleichen Lokalisation gefunden wurden, nämlich im hinteren temporoparietalen Übergangsgebiet. Ein weiteres traumatisches peripheres Aneurysma der A. pericallosa nach offener Schädelspaltung hat BRENNER (1962) beschrieben. DILENGE und WÜTHRICH (1962) berichteten über ein traumatisches Aneurysma der A. meningea media.

Die recht seltenen traumatischen intrakraniellen Aneurysmen sind unbedingt von den vielfältig zu beobachtenden kongenitalen Forbusschen Aneurysmen zu trennen, die sich bei etwa 1% der Menschen nachweisen lassen.

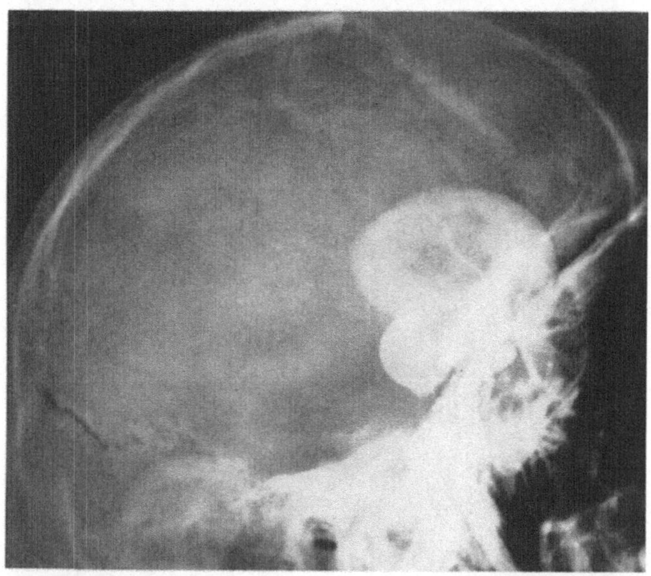

Abb. 39. Hühnereigroßes traumatisches Aneurysma der A. carotis interna an der Schädelbasis nach ausgedehntem Grundbruch. Autoptisch nach Rupturblutung verifiziert

β) Traumatische Gefäßthrombosen. Die posttraumatischen Gefäßthrombosen, und zwar sowohl die arteriellen als auch die venösen, stellen ebenfalls eine wichtige Gruppe der traumatischen Gefäßschäden dar. Sie sind auch durchaus nicht so selten, wie es nach dem Schrifttum den Anschein haben könnte.

Die traumatischen Thrombosen der A. carotis und ihrer Äste haben bis in die jüngste Zeit hinein in erster Linie pathologisch-anatomisches und forensisch-medizinisches Interesse gefunden (JORES 1924; KRAULAND 1955 u. a.).

Bereits 1872 hatte VERNEUIL darüber berichtet. Aus klinischer Sicht beschrieb dann LÖHR (1936), daß die traumatischen Gefäßthrombosen durch kleine Intimaeinrisse infolge Zerrung, Quetschung und Kompression entstehen können, und zwar sowohl in bereits pathologisch veränderten als auch in gesunden Gefäßen. ARNULF (1957) wies darauf hin, daß sogar ohne anatomische Gefäßwandläsion infolge Spasmus oder Atonie eine Thrombose möglich sei. TIWISINA (1956) sah in der Blutströmungsverlangsamung des cerebralen Kreislaufes beim Vorliegen einer intrakraniellen Drucksteigerung einen wesentlichen, thrombosebegünstigenden Faktor. Daß auch in sicher gesunden Gefäßen traumatische Carotisthrombosen entstehen können, beweisen zwei von uns beobachtete junge Kinder von drei und sieben Jahren als auch zwei weitere Kinder im Schrifttum (WEBER 1960; THERKELSEN 1963).

Mit Recht erfährt die Carotisthrombose, die früher ausschließlich von Pathologen beobachtet wurde, jetzt auch im klinischen Schrifttum eine zunehmende Besprechung (TÖNNIS 1963).

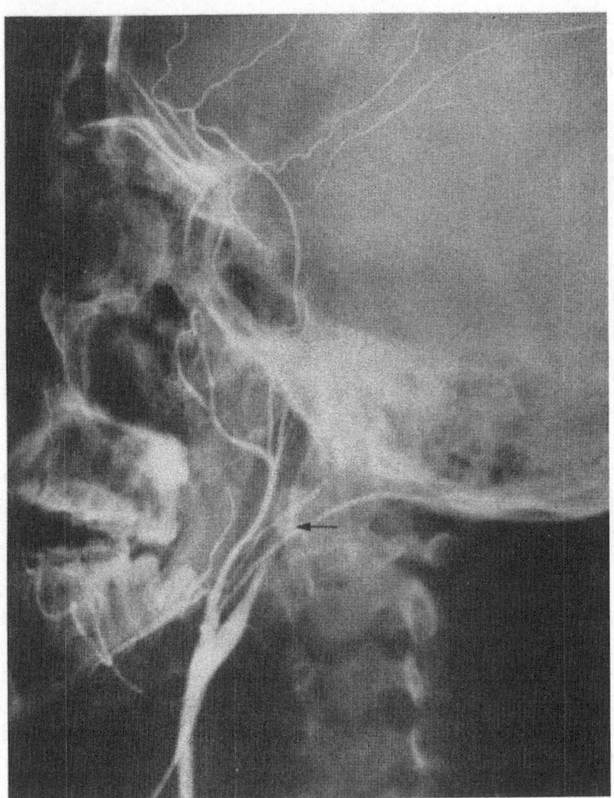

Abb. 40. Traumatische Thrombose der A. carotis interna (←) nach Schädelbasis-, Ober- und Unterkieferfraktur

Angiographische Mitteilungen brachten LÖHR 1936, SORGO 1939, RIECHERT 1947, CALDWELL und HADDEN 1948, DECKER und HOLZER 1954, SCHNEIDER und LEMMEN 1952, PAILLAS und CHRISTOPHE 1955, VERBIEST und CALLIAUW 1959, HÜBNER und SCHAPS 1961, GERSTENBRAND u. a. 1961, ISFORT 1962, FOTOPOULOS 1962, BRENNER 1962. Über thrombotische Verschlüsse der A. cerebri media als dem eigentlichen Endast der A. carotis interna nach stumpfen Traumen liegen bisher fünf Beobachtungen vor (TIWISINA 1956; HEMMER 1957; BRENNER und

Wasl 1960; Isfort 1962; Bushart 1963). Umschriebene Verschlüsse eines Media-astes berichteten Tönnis (1963) und Isfort (1964).

Das klinische Bild der traumatischen Carotisthrombose ist nach unseren Erfahrungen dem der akuten und subakuten intrakraniellen Drucksteigerung praktisch identisch, indem es nach Stunden oder Tagen zu akuten Bewußtseinsstörungen, Halbseitenzeichen, Pupillendifferenz und evtl. zu Krampfanfällen kommt. Eine primäre Hirnschädigung kann dabei das Bild überdecken. Die Diagnose allein aus dem klinischen Befund zu stellen (Zettel 1960, 1963), halten wir für ein Wagnis. Der Nachweis gelingt durch die Angiographie leicht (Abbildung 40). Es ist lediglich eine Differentialdiagnose gegenüber unfallfremden thrombotischen Obliterationen und funktionellen Verschlüssen zu stellen, was nach der Art des Kontrastmittelstops meist gut möglich ist.

Zur Behandlung der traumatischen Carotisthrombosen ist zu sagen, daß bei sehr tief sitzendem Thrombus, also in der A. carotis communis und nahe der Teilungsgabel in der Carotis interna der Versuch einer umgehenden Thrombektomie naheliegt. Murphy und Miller (1959), Weber (1960), Brenner (1962) und Zettel (1963) konnten bei geeigneten Fällen so vorgehen. Bei allen unseren eigenen Pat. als auch bei der überwiegenden Mehrzahl des Schrifttums lagen die Verschlüsse aber zu hoch, so daß schon aus anatomischen Gründen ein direktes Angehen des Thrombus nicht möglich war.

Das Schicksal der Verletzten mit traumatischen Thrombosen hängt in der Mehrzahl sicherlich davon ab, ob ein ausreichender Kollateral-Kreislauf in Gang kommt bzw. eine Rekanalisation erfolgt. Unsere beiden Kinder wurden völlig geheilt. Auch die 19jährige Pat. mit partiellem Mediaverschluß wurde trotz anfänglich schwersten Krankheitsbildes beschwerdefrei. Die Kontrollangiographie nach einem Jahr ergab den Gefäßverschluß unverändert, er wurde aber durch Kollaterale gut überbrückt.

Die Kollateralstrombahnen optimal auszunutzen, stellt also die wichtigste Aufgabe dar, so daß wir auch hier die cyclischen Blockaden des Grenzstranges bzw. die Sympathektomie nur empfehlen können.

Neben den arteriellen Thrombosen finden sich auch thrombotische Verschlüsse der Sinus und Hirnvenen nach gedeckten Schädeltraumen. Nach offenen Traumen mit direkter Verletzung der großen Hirnblutleiter sind sie schon länger bekannt (Holmes und Sargent 1915). Sie treten aber auch nach stumpfen Traumen ohne direkte Sinusverletzung auf. Die erste diesbezügliche Mitteilung brachte Bargley (1934).

Ganz allgemein begegnet die klinische Diagnose einer Thrombose der Hirnvenen und -Sinus noch einer erheblichen Zurückhaltung. Sie sind lange Zeit geradezu „ein Stiefkind der klinischen Neurologie geblieben" (Scheid 1961), obgleich die puerperale Form bereits von v. Hösslin (1904/05) ausgezeichnet beschrieben worden ist. Huhn (1957, 1961, 1962) hat unsere Kenntnisse wesentlich bereichert.

Nach Hensell (1961) sind aber auch die traumatischen Thrombosen der großen Hirnblutleiter durchaus nicht so selten. Mit oder ohne

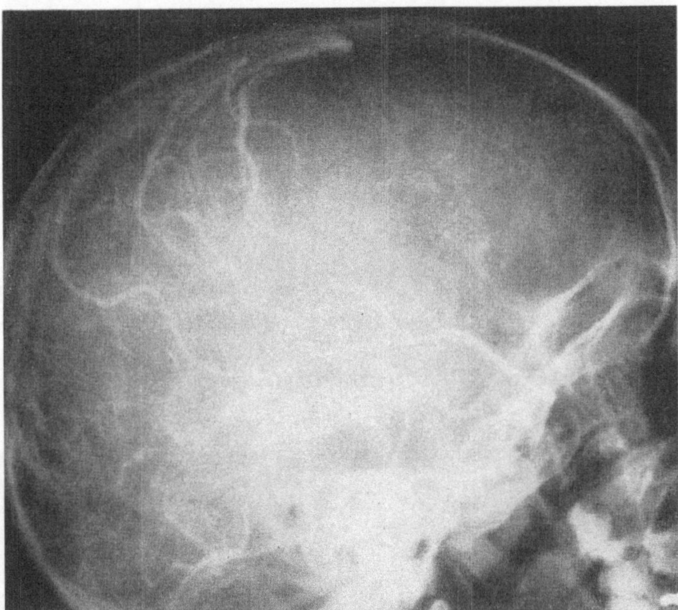

Abb. 41a. Thrombotischer Verschluß des Sinus sagittalis superior im frontalen Drittel nach Schädeltrauma bei einem sechsjährigen Kind. Bei regelrechter Gefäßfüllung in der arteriellen Phase fehlt eine Kontrastdarstellung des oberen Längsblutleiters im vorderen Drittel. Auch die zugehörigen Brückenvenen sind nur angedeutet gefüllt. Damit ist die Ursache des komatösen Zustandes nach einem Intervall geklärt

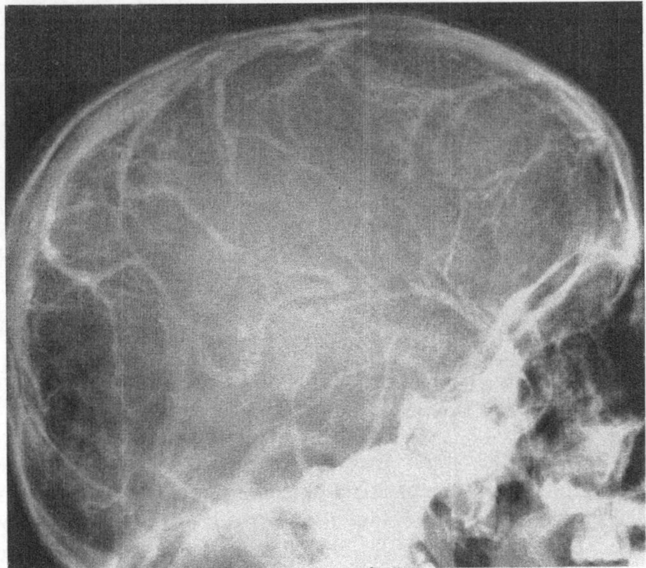

Abb. 41b. Nach dreiwöchiger konservativer Behandlung ergibt die Kontrollangiographie wieder eine normale Darstellung der venösen Hirnblutleiter. Das Kind ist beschwerdefrei. Im Kindesalter rekanalisieren die traumatischen Gefäßthrombosen häufiger als bei Erwachsenen

Intervall kommt es durch die Abflußbehinderung zu allgemeinen Hirn-
druckerscheinungen und schnell auftretender Stauungspapille. Nach
unserer Erfahrung treten Krampfanfälle frühzeitig auf. Herdzeichen
sind auf lokale Stauungsblutungen zurückzuführen, die bis zum intracerebralen Hämatom reichen.

Den ersten angiographischen Nachweis einer Sinusthrombose nach Schädeltrauma brachte RIECHERT (1943). Weitere Beiträge lieferten KRAYENBÜHL (1955,
1961), WEBER (1958), HENSELL (1961) u. a. Thrombotische Verschlüsse des Sinus
transversus lassen sich im Vertebralisangiogramm erfassen (ISFORT und ENGEL-
MEIER 1963).

Hinsichtlich der Prognose unterschied HENSELL zwischen isolierten
Thrombosen des oberen Längsblutleiters oder seiner abführenden Strom-
bahn und den mit thrombotischen Verschlüssen pialer Venen kombinierten Sinusverlegungen. Die isolierten Sinusverschlüsse verlaufen
günstiger.

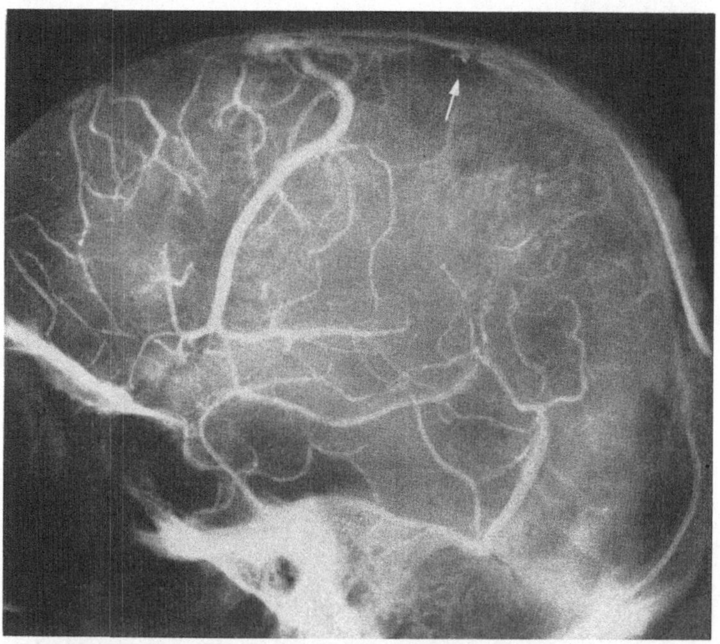

Abb. 42. Traumatische Thrombose der hinteren Hälfte des Sinus sagittalis superior nach umschriebener offener Hirnverletzung auf der Scheitelhöhe (↓). Der venöse Abfluß erfolgt über Umgehungs-
bahnen bis zum Confluens sinuum. Da der thrombotische Verschluß des hinteren oberen Längsblutleiters subakut erfolgte, konnte diese Verletzungsfolge überlebt und der Patient geheilt werden

In Abb. 41 und 42 sind zwei Beispiele traumatischer Sinusthrombosen wiedergegeben. Zur angiographischen Beurteilung sind nur ein-
wandfreie Füllungen mit ausreichender Serie brauchbar, da schon allein
eine ödembedingte intrakranielle Drucksteigerung eine Darstellung des
venösen Systems erschweren kann.

Die Therapie der Sinusthrombosen ist noch umstritten. Für das
wichtigste halten wir im akuten Stadium die Beseitigung der intra-

kraniellen Drucksteigerung durch Normalisierung des Allgemeinkreislaufes und Osmotherapie sowie Sedierung der Krampfanfälle. Die beiden beschriebenen Fälle mit schwerem Zustandsbild konnten so geheilt werden. In einer antithrombotischen Behandlung erblicken wir eine Gefahr vermehrter Sickerblutungen.

5. Traumatische Hirnnervenschäden

Sie entstehen überwiegend bei Basisfrakturen. Lediglich ein Ausfall des *N. olfactorius* ist nicht für eine Fraktur bezeichnend. Eine Schädigung des Riechnerven spricht eher für eine subfrontale Kontusion. Olfaktoriusausfälle stehen nach einer Statistik von TURNER (1943) zahlenmäßig an der Spitze.

Von wesentlich größerer Bedeutung sind die Läsionen des *N. opticus*. Ein vollständiger Sehnervenausfall läßt sich bereits am komatösen Pat. nachweisen in Form der amaurotischen Pupillenstarre (keine Reaktion der Pupille des Auges mit dem verletzten Sehnerv auf direkte Belichtung, konsensuelle Reaktion bei Belichtung des anderen Auges). Da der Sehnerv recht empfindlich ist, braucht für seinen Funktionsverlust keine vollständige Kontinuitätstrennung zu erfolgen. Es genügt bereits ein Ödem (Verletzung der ernährenden Gefäße?). Die Frage, ob bei primärer Amaurose eine Entdachung des Canalis n. optici zwecks Dekompression indiziert ist, kann noch immer nicht eindeutig beantwortet werden. Nach dem vierten Tag noch zu trepanieren, dürfte aber wohl sicher ohne Effekt bleiben. LOEW (1959) hält die Operationsindikation innerhalb der ersten vier Tage für gegeben bei einseitigem Visusverlust, bei einseitiger Visusstörung mit Stauungen am Hintergrund, bei partiellem Visusverlust mit sekundärer Zunahme der Ausfälle und bei röntgenologischem Nachweis einer knöchernen Einengung des Sehnervenkanals. LEITHOLF (1959) sah bei sechs Operierten zweimal eine deutliche Besserung des Visus. Wir selbst konnten bei einem Verletzten mit Fraktur des Kanals erreichen, daß sich ein partieller Visus wiedereinstellte. Dieser Pat. hatte sein anderes Auge bereits früher verloren. Sieben weitere Entdachungen blieben ohne Effekt. Bei posttraumatischem progredienten Visusverfall ist auch an die sogenannte Arachnitis opticochiasmatica zu denken, die wir zweimal nach einem Trauma ohne Fraktur sahen (s. a. LEY 1958). Hier halten wir eine Freilegung des Chiasma für zweckmäßig (ISFORT, PLANGE und BLÜMCKE 1963).

Die Verletzungen des *Bulbus oculi* bleiben dem Ophthalmologen vorbehalten. Auf den pulsierenden Exophthalmus wurde bereits hingewiesen.

Verletzungen der *Augenmuskelnerven* werden bei frontobasalen Frakturen nicht selten beobachtet. Der N. trochlearis kann bei Stirnbeinfrakturen isoliert betroffen sein. Die eigentlichen Basisbrüche verletzten meist den N. abducens oder oculomotorius isoliert. Aber auch totale Ophthalmoplegien kommen vor. Wichtig ist die Unterscheidung zwischen einer Oculomotoriusläsion bei Basisfrakturen und bei Kompressionen gegen die Clivuskante durch Einklemmung.

Der *N. trigeminus* wird relativ selten verletzt. Von praktischer Bedeutung ist nur die Läsion des Ramus supraorbitalis. Bei schmerzhaften Parästhesien ist dann eine Exhairese angezeigt.

Schädigungen des *N. facialis* stehen zahlenmäßig an zweiter Stelle. Meist liegt ein Felsenbeinbruch zugrunde. Erfahrungsgemäß bildet sich ein großer Teil spontan zurück. Ohrenärztlicherseits wurde die Eröffnung des Canalis facialis wiederholt empfohlen.

Auch Verletzungen des *N. statoacusticus* geschehen meist durch Felsenbeinfrakturen. Sie sind vielfach irreversibel, wobei aber klinisch nur dem Hörverlust eine Bedeutung zukommt.

Traumatische Schäden des 9. bis 12. Hirnnerven sind absolute Raritäten und einer chirurgischen Behandlung nicht zugängig.

6. Die Bedeutung der vegetativen Störungen

Sie sind so vielgestaltig und umfangreich, daß sie hier nur kurz gestreift werden können. Am wichtigsten sind die Kreislauf-, Atem- und diencephal-hypophysären Störungen. Das Wesen der gesamten vegetativen Störungen nach Schädelhirntraumen ist durchaus noch nicht endgültig geklärt. Während WANKE, der sich sehr mit diesen Problemen beschäftigt hat, zu dem Ergebnis kam, daß das vegetative Syndrom mit seiner Mannigfaltigkeit ein klares Hirnstammsyndrom darstellt, wurden hier letztlich erheblichste Bedenken geäußert. Viele Beobachtungen lassen heute eher den Schluß zu, daß bei schweren Hirnschädigungen der Hirnstamm das noch am besten funktionierende Hirngebiet ist (TÖNNIS 1963).

Es wurde schon betont, daß die Commotio und unkomplizierte Contusio cerebri keine längerdauernde Einwirkung auf den Kreislauf haben. Nur bei schweren Hirnverletzungen kann es zur Kreislaufzentralisation kommen. Stellen sich die Zeichen eines Kreislaufversagens ein, ohne daß eine Einklemmung vorliegt, so muß die Ursache anderweitig gesucht werden.

Die zentralen Atemstörungen nach schweren Hirntraumen sind recht vielgestaltig und von peripheren Hindernissen unbedingt abzugrenzen. Wie FROWEIN (1963) überzeugend nachweisen konnte, ist die regelmäßige Atmung dabei prognostisch recht ungünstig. Die unökonomisch gesteigerte Atmung läßt sich durch Sedierung gut beeinflussen. Zu geringe Sauerstoffsättigungen können meist durch Sauerstoffzugabe zur Atemluft und Tracheotomie ausreichend gebessert werden.

Genauso wichtig ist eine ausreichende Sauerstoffabgabe an das Hirngewebe. Der größte Feind jeglichen Stoffwechsels im Gehirn ist zweifellos die intrakranielle Drucksteigerung aus den verschiedenen Ursachen, so daß ihre Beseitigung stets zwingend indiziert ist.

Eine *zentrale Hyperthermie* als Ausdruck einer Fehlsteuerung des „Wärmezentrums" wird in den ersten Tagen nur nach schweren Traumen beobachtet, bei denen meist gleichzeitig eine Tonuserhöhung mit Streckkrämpfen, Unruhezuständen, gesteigerter Atemtätigkeit usw. besteht. Durch Antipyretica (bis 5mal 0,3 Aminophenazon), Eisblase und Wadenwickel sowie zentrale Dämpfung lassen sich manche Fälle beeinflussen. Ein Teil aber führt noch immer unaufhaltsam zum Zusammenbruch aller vegetativen Funktionen. Temperatursteigerungen infolge entzündlicher Prozesse (Pneumonie, Pyelitis, Meningitis usw.) sind selbstverständlich abzugrenzen und entsprechend zu behandeln.

Störungen des *Wasser- und Elektrolythaushaltes* sind nach schweren Schädeltraumen öfter zu beobachten. Von Bedeutung sind besonders die Retention von Natrium- und Kochsalz sowie ein Diabetes insipidus.

Nach STURM (1952), PETIT-DUTAILLIS und BERNARD-WEIL (1958) u. a. sind die Störungen des Wasser- und Salzhaushaltes stets diencephalhypophysär bedingt und auf traumatische Schäden in diesem Bereich zurückzuführen. Wir können dem nur zustimmen. Die Mehrzahl dieser Störungen sind flüchtig und bilden sich bald spontan zurück. Sie vermögen aber in den ersten Tagen zu einer erheblichen Exsiccose des Verletzten zu führen, so daß die Beobachtung der Urinausscheidung zwecks entsprechender Substitution von entscheidender Bedeutung sein kann.

Über einen sehr markanten Fall eines traumatischen Diabetes insipidus mit täglichen Urinmengen von 6 bis 8 l bei einer Konzentration unter 1004 konnten wir 1960 berichten. Die Ursache dieser Störung, die nach ausgedehnter frontobasaler Fraktur aufgetreten war, ließ sich angiographisch inform aneurysmatischer Schädigungen des Carotissiphons klären. Nach Ligatur der inneren Kopfschlagader und Beseitigung des Gefäßschadens sistierte der Diabetes insipidus spontan. Der Pat. ist diesbezüglich bis jetzt beschwerdefrei geblieben.

Die *Stickstoffbilanz* ist nach einem schweren Schädeltrauma in den ersten Tagen meist negativ. Der Rest-N ist gesteigert, die Stickstoffausscheidung im Urin vermehrt. Es handelt sich dabei aber um unspezifische Reaktionen, mit denen der Organismus auch Traumatisierungen des übrigen Organismus beantwortet (BRILMAYER und FROWEIN 1956, 1960).

Störungen des Blutbildes und der Blutgerinnung finden sich nach schweren Schädeltraumen häufig. PAMPUS (1963) hat jüngst ausführlich darüber berichtet. Blutverdünnung und Anämie sind besonders zu beachten. Aber auch Gerinnungsstörungen sowohl in Form vermehrter Thromboseneigung als auch Gerinnungshemmungen kommen vor (BENZER 1963 u. a.).

Da nach Schädeltraumen im Liquor Acetylcholin nachgewiesen wurde (BORNSTEIN 1946), empfahlen HEPPNER und DIEMATH (1958) eine anticholinergische Behandlung. Der Liquordruck ist nach KATZENSTEIN (1956) u. a. im akuten Stadium bei der Mehrzahl erhöht. Von einer Messung raten wir aber ab, da eine Einklemmung dadurch begünstigt werden kann.

Hormonelle Störungen nach Hirntraumen sind vielfach diskutiert worden. Vom temporären Diabetes insipidus abgesehen, sind echte innersekretorische Krankheitsbilder aber sehr selten (MARGUTH 1958). WANKE und KRICKE (1960) fanden allerdings bei Verletzten nach schweren Traumen, die zur Sektion kamen, regelmäßig eine Hyperämie und ödematöse Durchtränkung der Hypophyse zugleich mit einem Hirnödem. Die hormonellen Störungen dürften also weitgehend hypophysenabhängig sein. Über- und Unterfunktionen aller Art sind diskutiert worden. Eine abschließende Stellungnahme ist aber noch immer nicht möglich.

Die meisten Erwägungen, besonders hinsichtlich des gutachtlichen Zusammenhanges, sind wohl über den traumatisch ausgelösten zentralen Diabetes mellitus angestellt. Dieser Diabetes mellitus wird vielfach völlig abgelehnt oder begegnet großer Skepsis. Das Hirntrauma wird auch als Auslösungsfaktor (Manifestationsfaktor) einer verborgenen Krankheitsanlage zur Zuckerharnruhr angesehen (STURM, HOLUB u. a.). Unter den 1910 Pat. des eigenen Krankengutes findet sich lediglich ein Fall mit temporärem zentralem Diabetes mellitus.

Es handelte sich um eine 43jährige Frau mit linksseitiger massiver offener frontobasaler Impressionsfraktur, die bis in Sellanähe reichte. Die Dura war am Orbitadach zerrissen, das basale Stirnhirn zerquetscht, der linke N. opticus lädiert. Bei der Versorgung wurde der Duradefekt durch ein freies Muskeltransplantat unterpolstert. Zwei Wochen nach der operativen Versorgung zeigte sich eine Infektion des Wundgebietes. Gleichzeitig stellte sich eine Glykosurie mit Blutzuckerwerten bis zu 338 mg% ein. Die Pat. konnte diätetisch erst bei 56 E Komb.-Insulin gut eingestellt werden. Als die Eitersekretion nicht nachließ, mußten wir uns fünf Wochen nach Manifestierung der Infektion und Auftreten des Diabetes zur Wundrevision entschließen. Ein kleinerer Knochensequester und das Muskeltransplantat wurden entfernt. Daraufhin sistierte die Eiterabsonderung spontan, die Glykosurie und Hyperglykämie schwanden gleichzeitig. Bei mehrfachen Kontrolluntersuchungen innerhalb der nächsten zwei Jahre waren sämtliche Werte einschließlich der Zuckerbelastungsproben völlig normal, so daß sich kein Anhalt für eine latente oder manifeste Zuckerharnruhr ergab. Damit war ein ursächlicher Zusammenhang zwischen der hypophysen- und zwischenhirnnahen Infektion und dem Diabetes mellitus signifikant erwiesen.

Die vegetativen Störungen nach Hirntraumen bieten noch mannigfaltige Tatsachen und Probleme, auf die hier aber nicht eingegangen werden kann.

7. Cerebrale Fettembolie

In Übersichten (z. B. KRAUS 1955; PIA 1957; FELTEN 1959; FROMM 1962) wird immer wieder darauf hingewiesen, daß die cerebrale Fettembolie nicht ganz selten sei. Sie kann bei Schädelfrakturen gleichzeitig mit einem Hirntrauma auftreten und die Differentialdiagnose erschweren. Meist aber ist sie auf Extremitäten- und Thoraxfrakturen zurückzuführen und hat dann primär nichts mit der Hirnverletzung zu tun.

Im eigenen Krankengut haben wir bei 1910 Schädelhirnverletzten die klinische Diagnose nicht gestellt und auch bei Sektionen keinen Fall demonstriert bekommen. In unserem allgemeinchirurgischen Unfallkrankengut, in dem sich etliche Fälle tödlicher Lungenfettembolien finden, sind ebenfalls nur zwei Obduktionen mit ausgeprägter cerebraler Fettembolie vorhanden, die intra vitam nicht diagnostiziert waren. Aus eigener Erfahrung kann deshalb zur Klinik der cerebralen Fettembolie keine Stellung genommen werden.

Nach dem Schrifttum zeigt sich die Symptomatologie der cerebralen Fettembolie im Auftreten von Unruhe- und Angstzuständen, Schwindelgefühl, Erbrechen, Bewußtseinsstörungen bis zum Koma, Hyperthermie sowie auch Herdzeichen und petechialen Blutungen. Diese Zeichen sollen sich innerhalb der ersten drei Tage einstellen. TÖNNIS, FROWEIN und EULER (1963) demonstrierten ein Angiogramm mit gefäßarmem Bezirk im Occipitalbereich.

Zur Behandlung wird eine vasoaktive Therapie (Euphyllin, Novocain i. v. usw.) empfohlen. Neuerdings wird auch eine Behandlung mit Cholinphospolipiden vorgenommen (Bross 1961; Lechner u. Schuster 1963 u. a.)

V. Differentialdiagnose der Komplikationen gedeckter Schädeltraumen

Die differentialdiagnostischen Erwägungen sind nicht erst dann anzustellen, wenn die Zeichen einer Compressio offensichtlich werden, sondern haben sofort nach dem Trauma zu beginnen und können erst abgeschlossen werden, nachdem die Längsschnittbeobachtung vorliegt.

Es gilt also nicht nur, die Existenz eines raumverdrängenden Hämatoms nachzuweisen und die jeweilige Lokalisation zu eruieren, sondern auch die anderen traumatischen sowie zahlreiche nicht unfallbedingte Hirnerkrankungen abzugrenzen. Insbesondere wenn keine Augenzeugen über den Unfallvorgang existieren, ist es wichtig, ein Pseudotrauma infolge eines unfallunabhängigen Leidens auszuschließen. Sowohl die therapeutischen als auch die versicherungsmedizinischen Konsequenzen sind von so weittragender Bedeutung, daß auf die Differentialdiagnose nicht genügend hingewiesen werden kann.

Bei der Besprechung der intrakraniellen Blutungen wurde bereits darauf hingewiesen, daß es kein neurologisches Ausfallsbild gibt, welches für eines der verschiedenen Hämatome direkt beweisend wäre. Im Gegenteil kann die Symptomatologie sogar irreführend sein. Zum Beispiel vermögen sowohl die Hirnstammkontusionen als auch die traumatischen Blutungen und Durchblutungsstörungen bereits innerhalb der ersten halben Stunde zu Streckkrämpfen zu führen. Auch das traumatische Ödem tritt bereits in der ersten Stunde mit seinen verschiedenen Zeichen recht massiv in Erscheinung.

Nur eine fortlaufende Überwachung des Schwerverletzten wird den behandelnden Chirurgen vor unliebsamen Überraschungen schützen. Wenn sich der Zustand des frisch Verunglückten unter der Beobachtung nicht kontinuierlich bessert oder gar mit und ohne Intervall verschlechtert, muß eine Komplikation angenommen werden, die über eine Commotio oder leichtere Contusio hinausgeht. Die Indikation zur Angiographie ist dann in jedem Falle gegeben, da nur diese Untersuchungsmethode eine Diagnose mit hinreichender Wahrscheinlichkeit stellen läßt. Es ist stets eine echt unliebsame Überraschung, wenn auf dem Obduktionstisch ein operables Hämatom demonstriert wird. In unserem eigenen pathologischen und gerichtsmedizinischen Institut ist seit zehn Jahren, also seit der breiten Anwendung der Angiographie bei den Schädelverletzten, kein derartiges Hämatom mehr gezeigt worden. Wir haben lediglich ein epidurales Hämatom in der hinteren Schädelgrube nicht erfaßt. Dazu wäre eine Vertebralisangiographie erforderlich gewesen. Wegen des Fehlens entsprechender Hinweise war diese Untersuchung unterlassen.

Die verschiedenen direkten Hirntraumatisierungen sind in den einzelnen Kapiteln beschrieben. Unter den unfallfremden Zuständen, denen gegenüber sich eine Differentialdiagnose ergibt, stehen heute leider die *Intoxikationen* zahlenmäßig an erster Stelle, allen voran der Alkohol.

Die Stürze und die Verkehrsunfälle, die im Alkoholrausch geschehen, sind jedem Unfallchirurgen bekannt. Es erhebt sich dann oft die Frage, ob es sich um eine reine *Alkoholintoxikation*, um eine zusätzliche Commotio bzw. Contusio cerebri oder gar um eine weitere Komplikation handelt. Bei den vielfach vorhandenen äußeren Kopfverletzungen kann diese Entscheidung oftmals sehr schwer sein. Der Foetor alcoholicus und das Erbrechen lenken zwar die Aufmerksamkeit auf sich, dürfen aber nicht davon abhalten, an eine komplizierende Verletzungsfolge zu denken.

So erlebten wir kürzlich noch einen 44jährigen Arbeiter, der im Kriege eine linksseitige frontoparietale Schädelhirnverwundung erlitten hatte. Es waren aber keine Krampfanfälle oder sonstige wesentliche Beschwerden zurückgeblieben. Seiner Arbeit war er immer gut nachgekommen. Hatte nur des öfteren Alkohol zu sich genommen. An einem Freitagabend, also am Lohntage, wurde er eine halbe Stunde später als üblich von vier Männern gestützt in die Wohnung gebracht. Er war verwirrt und mußte mehrfach erbrechen. Mit seinem Fahrrad war er kurz vor seiner Wohnung gestürzt. Die Ehefrau nahm einen Alkoholrausch an und legte ihn ins Bett. Am nächsten Tage wurde er nicht wach und machte zeitweilig „eigenartige" Bewegungen. Erst am übernächsten Morgen sah sich die Frau wegen der tiefen Bewußtlosigkeit veranlaßt, einen Arzt zu holen. Bei der Aufnahme war der Pat. komatös und bot eine Schnappatmung. Das linke Auge wies eine komplette Oculomotoriusparese mit Pupillenstarre auf. Mehrere Male stellten sich Streckkrämpfe ein. Nach sofortiger Intubation mit O_2-Beatmung ergab die linksseitige Carotisangiographie eine temporobasale Abdrängung der Gefäße. Bei der anschließenden Craniotomie wurde das basale epidurale Hämatom ausgeräumt und die Blutungsquelle (Arterie aus dem Felsenbein blutend) gestillt. Dadurch konnte der moribunde Mann in letzter Minute noch gerettet werden.

Derartige Fälle sind keine Seltenheiten mehr. AMANN, GERSTENBRAND und SALEM (1960) fanden bei statistischen Erhebungen ihres Krankengutes, daß von 515 kopfverletzten Männern 63% alkoholisiert waren. Von den schweren Verletzten hatten 25% unter Alkoholeinfluß gestanden. Die prozentualen Unterschiede erklärten sich daraus, daß bei den leichten Kopfverletzungen der Sturz im Rausch die häufigste Ursache war, während bei schweren Traumen der Verkehrsunfall weit überwog.

Für den Chirurgen ergibt sich die Folgerung, bei den alkoholisierten Schädelverletzten besondere Aufmerksamkeit wie bei den komatösen walten zu lassen und sie solange stationär zu beobachten, bis eine ausreichend sichere Beurteilung möglich ist. Auch delirante Zustände sind zu beobachten und gegenüber Erregungs- und Unruhezuständen infolge intrakranieller Drucksteigerung abzugrenzen.

Neben den Unfällen im Alkoholrausch erleben wir auch immer wieder solche, die durch eine *Intoxikation von Schlaf- oder Beruhigungsmitteln* verursacht werden. In der forensischen Medizin nehmen dieselben bereits einen breiten Raum ein. Den Unfallchirurgen interessieren selbstverständlich wiederum diejenigen, die differentialdiagnostisch von sonstigen Hirntraumafolgen abzugrenzen sind. Auch dazu ein demonstratives Beispiel.

Ein 14jähriger Junge wurde nach einem Fahrradsturz tief komatös eingeliefert und bot erhebliche diagnostische Schwierigkeiten. Bei der Aufnahme waren die Reflexe erloschen. Druck auf die großen Nervenstämme löste linksseitig einen Strecktonus aus. Die rechtsseitigen als auch die linksseitigen Angiogramme waren aber normal. Der Liquor wies keine Abweichungen auf. Ein urämisches oder hepatisches Koma ließ sich internistischerseits ausschließen. Daraufhin blieb praktisch nur noch eine exogene Intoxikation möglich. Als der Junge unter entsprechender Behandlung nach 36 Std zunehmend ansprechbar wurde, gab er an, 20 Schlaftabletten genommen zu haben. Wie er zu Fall gekommen war, wußte er nicht mehr.

Es sind aber nicht nur massive Schlafmittelintoxikationen, die zu differentialdiagnostischen Erwägungen Veranlassung geben. Wir haben nämlich mehrere Fälle erlebt, bei denen sich nach einem sicher objektivierten Trauma mit Intervall Bewußtseinsstörungen bis zu Koma einstellten und dieses dann zunächst als *normaler Schlaf* angesehen wurde. Abendliche Uhrzeit und geringere Erfahrung des Pflegepersonals dürften Veranlassung zu diesen Verwechslungen gegeben haben. Da sich aber katastrophale Ausgänge darunter befinden, die zu vermeiden gewesen wären, sei noch eindringlich darauf hingewiesen, daß der frische Hirnverletzte wegen seiner Kopfschmerzen nicht spontan tief schläft. Nimmt die Somnolenz zu, so muß die Veranlassung gegeben sein, an eine intrakranielle Drucksteigerung zu denken. Die Gabe von Schlafmitteln bei ansprechbaren Verletzten ist in den ersten Tagen wegen der Schlafstörungen allein kontraindiziert und nur bei Tonussteigerungen jeglicher Art unter den entsprechenden Kautelen (Ausschluß eines Hämatoms, ausreichende Sauerstoffzufuhr usw.) zweckmäßig oder erforderlich.

Recht schwierig kann sich für den Chirurgen die Differentialdiagnose eines akuten traumatischen Hirnschadens gegenüber einem spontanen *apoplektischen Insult* gestalten.

Unter einem apoplektischen Insult verstehen wir einen Vorgang, der mit akuten Störungen des Bewußtseins und mit cerebralen Herdzeichen einhergeht. Über die Ursache und das zugrunde liegende pathologische Geschehen ist damit nichts ausgesagt. Die Bezeichnung „Schlaganfall" deutet lediglich an, daß der betroffene Mensch wie „vom Schlage getroffen" hinfällt, ohne daß dadurch entschieden ist, ob eine Blutung oder Erweichung, ein entzündlicher, toxischer oder degenerativer Prozeß, ein Tumor oder ein echtes Trauma zugrunde liegt. Die vielen Möglichkeiten können hier nicht diskutiert werden. Sie sind an anderer Stelle (ISFORT 1962) eingehend beschrieben. Es sei lediglich wiederholt, daß es neben den spontanen Blutungen und Durchblutungsstörungen gerade die Hirngeschwülste sind, die wegen ihrer apoplektiform in Erscheinung tretenden Symptomatologie unter dem Verdacht einer traumatischen intrakraniellen Komplikation eingewiesen werden. Darauf hat auch BRENNER (1963) hingewiesen und festgestellt, daß von 80 Kindern nicht weniger als 19 als erste anamnestische Angabe ihrer Tumorerkrankung ein Schädeltrauma aufwiesen. Eine subtile psychiatrische Exploration vermag meist Hinweise zu liefern (MAUZ).

Von den traumatischen intracerebralen Hämatomen sind die spontan entstandenen unbedingt zu trennen. Vor allem sind es die hypertonischen Massenblutungen sowie die Blutergüsse aus rupturierten Aneurysmen und Angiomen, also angeborenen Gefäßfehlbildungen, die immer wieder mit einem Unfallereignis in Zusammenhang gebracht werden. Es ist dann aber praktisch stets so, daß der Unfall eine Folge der akuten spontanen

Hirnblutung darstellt. Aus der Reihe vieler derartiger Beobachtungen möge ein Fall zur Demonstration dienen.

Ein 62jähriger Radfahrer kollidierte mit einem von hinten kommenden Pkw, war sofort bewußtlos und wies an der linken Kopfseite eine Platzwunde auf. Bei der Aufnahme nach 2 Std. zeigte der komatöse Verletzte eine rechtsseitige Hemiparese und Erweiterung der linken Pupille. Angiographisch (Abb. 43) fanden sich auf den linksseitigen Carotisangiogrammen neben dem Schläfenlappenverdrängungssyndrom deutliche Zeichen der cerebralen Gefäßsklerose. Wegen des hochakuten Verlaufes war eine Operation nicht indiziert. Bereits nach 5 Std. trat der letale Ausgang ein. Die Obduktion ergab keinerlei traumatische Schädigungen des Schädelinneren, sondern eine typische Massenblutung mit starker Arteriosklerose der Hirngefäße und der übrigen Körperarterien mit den entsprechenden Herzveränderungen. Ein Zusammenhang der Kapselblutung mit dem Verkehrsunfall mußte gutachtlich abgelehnt werden.

Genauso verhält es sich mit den akuten spontanen Hirngefäßverschlüssen embolischer und thrombotischer Natur. Alle diese Fälle, besonders bei fehlenden Augenzeugen über den Unfallvorgang und negativer Vorgeschichte, sind ohne angiographischen Befund nicht zu beurteilen. Im Einzelfalle können sie aber eine erhebliche Bedeutung sowohl hinsichtlich der Therapie als auch der Klärung der Zusammenhangsfrage haben.

Es bleibt noch zu erwähnen, daß auch komatöse Zustände aus internen Ursachen (diabetisches Koma, hypoglykämischer Schock, Herzinfarkt usw.) differentialdiagnostisch zu beachten sein können. Weiterhin kommen auch epileptische und epileptiforme Krampfanfälle verschiedener Genese als Ursache von Stürzen und Unfällen vor. Dabei kann sich die Diagnose einer Hirnschädigung neben dem Anfall stellen lassen. Führt doch der Anfall selbst schon zu Bewußtseinsverlust und Erinnerungslücke. Ein Krampfanfall kann aber auch zu erheblichen Hirntraumen führen. Wir kennen mehrere derartige Fälle.

Schließlich ist darauf hinzuweisen, daß bei jedem Schädelhirntrauma auch an eine Mitverletzung der Halswirbelsäule zu denken ist. Zweifellos wird bei der Mehrzahl der Gewalteinwirkungen auf den Kopf ebenfalls die Halswirbelsäule betroffen. Die Distorsionen sind zwar oft belanglos, vermögen aber über Durchblutungsstörungen in gewissen Fällen zu erheblichen Schäden zu führen (D. Tönnis 1963). Durch die anfängliche Bewußtlosigkeit infolge des Hirntraumas kann eine Luxation oder Fraktur der Halswirbelsäule leicht übersehen werden. Ein hohes Querschnittssyndrom weist natürlich darauf hin. Anfallsweise Halbseitenkopfschmerzen mit Schwindel, Hinterhauptsparaesthesien und Brachialgien sollten stets Veranlassung geben, auch die Halswirbelsäule röntgenologisch zu untersuchen.

Abb. 44a zeigt eine HWS-Aufnahme eines 68jährigen Landwirts, der von einem zweirädrigen Sturzkarren heruntergefallen war, als das Pferd scheute. Er schlug dabei mit dem Kopf auf und war kurze Zeit bewußtlos, klagte dann über Kopfschmerzen und Schmerzen bei Bewegungen des Kopfes. Befundgemäß war die rechte Pupille enger, Radiusperiostreflex re. abgeschwächt, Patellar- und Fußkonus links. Babinski li. positiv. Röntgenologisch fand sich eine Luxationsfraktur des 6. HWK, der nach dorsal verlagert war. In Intubationsnarkose mit Muskelrelaxantien erfolgt die Reposition (Abb. 44b). Nach ausreichender Ruhigstellung im Gipsverband war der Verletzte beschwerdefrei.

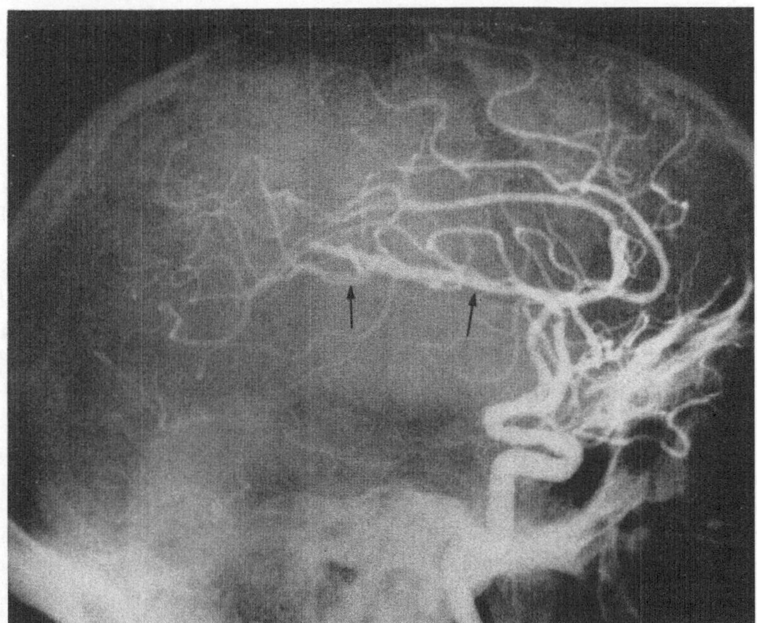

Abb. 43. Spontane hypertonische Massenblutung im Putamen-Claustrum-Gebiet. Im Vorderbild ist die A. cerebri anterior daumenbreit zur Gegenseite verdrängt, die Teilungsgabel auseinandergedrängt. Auf dem Seitenbild ist die Sylvische Gruppe angehoben (↑↑). Die cerebrale Gefäßsklerose zeigt sich deutlich an den Kaliberschwankungen, die teilweise eine „Perlschnurform" bedingen. Autoptisch kein Anhalt für eine traumatische Hirnschädigung. Kein Unfallzusammenhang

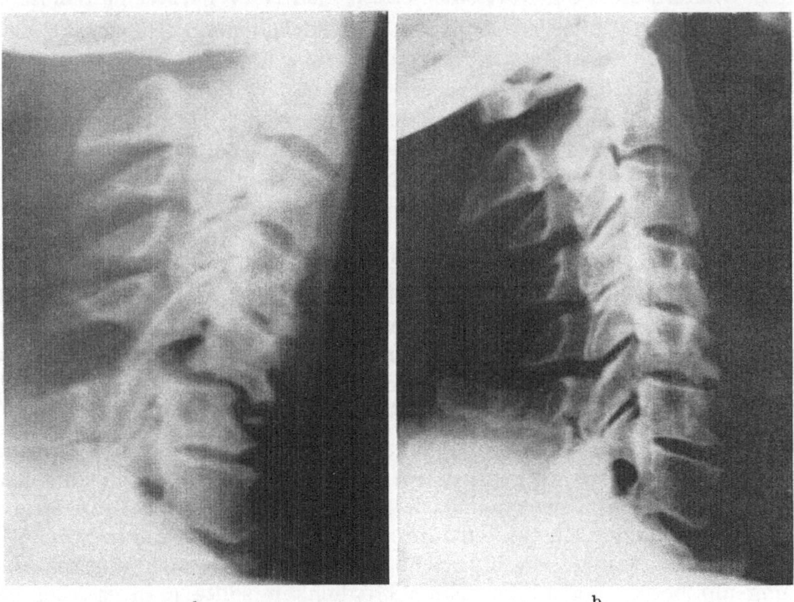

a   b

Abb. 44a und b. Luxation des 6. Halswirbelkörpers vor und nach der Einrenkung

Diese Hinweise mögen zur Differentialdiagnose der Komplikationen gedeckter Schädelhirnverletzungen genügen. Eine erschöpfende Darstellung ist selbstverständlich in diesem Rahmen nicht möglich.

VI. Kurzer Hinweis auf Spätschäden

Die Spätfolgen der Schädelhirntraumen beschäftigten den Chirurgen relativ selten. Seine Domäne ist das frische Verletzungsstadium. Die Behandlung der Spätschäden obliegt in erster Linie den Nervenärzten und bei gröberen Werkzeugstörungen den Orthopäden.

Über die Spätfolgen der Hirnverletzungen existiert ein sehr umfangreiches Schrifttum, das sich besonders mit gutachtlichen Fragen beschäftigt (z. B. REICHARDT 1934; BAY 1953; DEMME 1955; JUNG und MEYER-MIKELEIT 1955; KRETSCHMER 1956; LANGE-COSACK 1959; NEUGEBAUER 1963 u. v. a.). In jüngster Zeit werden Fragen der Rehabilitation stärker in den Vordergrund gebracht (REHWALD 1956 u. a.).

Die Hirntraumafolgezustände können also in organneurologischen Ausfällen und psychischen Abweichungen bestehen. Zu den ersteren rechnen die zentralen Lähmungen, Hirnnerven- und Hirnarealausfälle, anhaltende vegetative Störungen und die Narbenepilepsie. Die psychischen Abweichungen zeigen sich in einer Wesensänderung (Euphorie, Enthemmung, Reizbarkeit, Depression usw.) und in einer Hirnleistungsschwäche (Leistungsabfall, Gedächtnis- und Konzentrationsschwäche, Ermüdbarkeit usw.). Zur Beurteilung aller dieser Faktoren bedarf es einer großen psychiatrischen Erfahrung. Der Chirurg sollte, auch wenn er den Verletzten fortlaufend beobachten konnte, nie allein dazu Stellung nehmen, sondern stets den Rat eines erfahrenen Nervenarztes einholen.

Die für den Chirurgen wichtigsten Spätschäden sind die Infektionen, die epileptischen Anfälle und einzelne Gefäßschäden.

Die Spätempyeme und -abscesse sind wie die subakuten Frühinfektionen zu diagnostizieren und zu behandeln. Die Spätmeningitiden bei Liquorfisteln wurden bereits beschrieben.

Die Spätepilepsie ist eine Folge der Narbenbildung im Gehirn. Sie ist also keineswegs identisch mit den Frühanfällen, die schon am Unfallort oder in den ersten Tagen aus mannigfachen Ursachen auftreten. Die operative Behandlung der Narbenepilepsie ist noch umstritten, da die Mehrzahl der Kranken nicht anfallsfrei bleibt, auch wenn der nachgewiesene Krampffocus total entfernt wurde (RÖTTGEN und MÜLLER 1957). Nach der Exstirpation gliöser Narben entstehen eben stets neue. Die Therapie ist also vorwiegend konservativ und besteht in der Medikation antikonvulsivischer Mittel (Barbiturate, Hydantoine).

Die Gefäßschäden mit Spätfolgen wurden bereits bei den traumatischen Aneurysmen aufgeführt. Sie können durch Rupturblutung oder Embolie aus dem Aneurysmasack nach längerem Intervall zu akuten lebensbedrohlichen Zuständen führen. Für die seltenen derartigen Fälle ist die Bezeichnung „traumatische Spätapoplexie" nach unserer Meinung am besten begründet. Nach Möglichkeit sollte man es aber gar nicht so weit kommen lassen, sondern die Ursache vorher ausschalten.

VII. Besonderheiten der Schädelhirntraumen im Kindesalter

Unter den 1910 Schädelhirntraumen befinden sich *341 Kinder bis zum 14. Lebensjahr*, was einem Prozentsatz von 18% entspricht. 70 Kinder hatten eine Impressions- oder offene Schädelfraktur erlitten.

Eine gesonderte Besprechung der kindlichen Schädeltraumen ist deswegen angebracht, weil sich wegen der anatomischen Besonderheiten einige bedeutsame Unterschiede für die Diagnose und Therapie ergeben.

Infolge der noch nicht erfolgten knöchernen Konsolidierung der Schädelnähte kann der kindliche Kopf einer gewissen Kompression ausweichen. Bei protrahierter Schädelinnendrucksteigerung vermag das Auseinanderweichen der Nähte bisweilen lebensrettend zu wirken. Das klinische Bild kann dadurch aber auch wieder verschleiert werden.

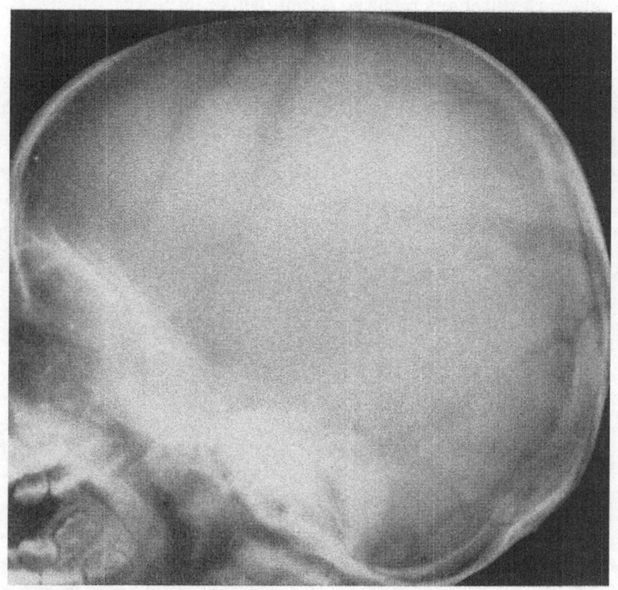

Abb. 45. Geschlossene Scheitelbeinfraktur bei einem neun Monate alten Säugling. Unter dem gesamten Frakturspalt war die Dura zerrissen, die Hirnrinde verletzt. Bei derartigen Frakturen muß die Dura revidiert und verschlossen werden, da sonst eine „wachsende Fraktur" resultiert

Da die Dura noch adhärent ist, sind längere Frakturen sehr zu fürchten. Die harte Hirnhaut ist darunter oft in voller Länge zerrissen (Abb. 45) und die Hirnrinde verletzt. Durch Liquoraustritt in den subgalealen Raum kann es dadurch zu einer sogenannten „wachsenden Fraktur" kommen. Ein operativer Schluß der Dura ist deshalb unbedingt erforderlich.

Umschriebene Traumen führen zunächst zu einer Eindellung der Schädelkalotte (Grünholzbruch), die nicht in jedem Fall operativ zu beseitigen ist. Bei Lokalisation über der Zentralregion halten wir die Hebung wegen der Möglichkeit symptomatischer Krämpfe aber für sehr zweckmäßig. Gröbere Impressionen und die offenen Verletzungen sind wie bei den Erwachsenen anzugehen.

Unter unseren 341 Schädeltraumen im Kindesalter fanden sich 33 komprimierende intrakranielle Hämatome. Diese relativ hohe Zahl erklärt sich daraus, daß nur schwere und ausgewählte Verletzungen stationär aufgenommen wurden. AHRER und KLOSS (1962) aus der Innsbrucker Klinik fanden dagegen bei 321 verletzten Kindern ebenfalls bis zum 14. Lebensjahr nur fünf intrakranielle Blutungen. KREBS und MLETZKO (1962) stellten in der Heidelberger Klinik, deren Krankengut weitgehend Allgemeingültigkeit hat (GÖGLER 1962), unter 629 kindlichen Schädeltraumen nur sechs Hämatome fest. Nach der Lokalisation aufgeschlüsselt, waren von unseren 33 Hämatomen elf epidural, 13 subdural, eines intracerebral und acht kombiniert gelegen. Die Subduralblutungen des Säuglingsalters und die chronischen Subduralhämatome sind dabei nicht berücksichtigt, da sie eine Sonderstellung einnehmen. Atypische Verläufe fanden sich bei den Kindern ebenso wie bei den Erwachsenen (s. a. TÖNNIS 1958; LOEW und WÜSTNER 1960; GROTE und WÜLLENWEBER 1961). Die kindlichen subduralen Hämatome sind also nach dem eigenen Krankengut durchaus nicht so selten, wie es im Schrifttum (z. B. FOURRIER und COCHET 1961) bisweilen angegeben ist.

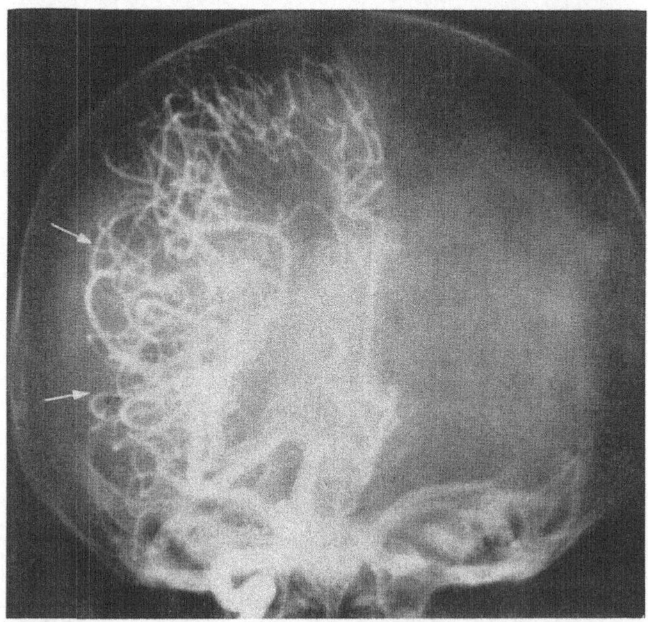

Abb. 46. Kombiniertes epi- und subdurales Hämatom bei einem einjährigen Säugling. Die Gefäße sind entsprechend von der Kalotte abgedrängt (⇥). Auch bei Kleinkindern und Säuglingen ist die Diagnose nur angiographisch zu stellen

Die Diagnose der intrakraniellen Blutungen ist auch bei den Kindern und Säuglingen nur angiographisch (Abb. 46) zu verifizieren (s. a. TÖNNIS 1963).

Der Nachgiebigkeit des kindlichen Schädels entsprechend können ausgedehntere Hämatome als im Erwachsenenalter erfolgreich behandelt werden. Intracerebrale Hämatome sind bei Kindern ausgesprochen selten.

Traumatische Durchblutungsstörungen finden sich durchaus schon im Kindesalter. Entgegen der Angabe von WEBER (1962), daß Carotis-Cavernosus-Fisteln bei Kindern nicht angetroffen wurden, finden sich im eigenen Krankengut unter den 18 Fisteln zwei Verletzte von drei und acht Jahren. Auch traumatische Thrombosen der A. carotis und der venösen Hirnblutleiter werden durchaus schon beobachtet, wenn sie nur angiographisch erfaßt werden. Unser jüngstes Kind mit traumatischer Carotisthrombose war drei Jahre alt. Von THERKELSEN und HORNESS (1963) wurde jetzt ein zweijähriges Kind beschrieben.

Mit einem traumatischen Hirnödem reagiert das kindliche Hirn auffällig häufig und schnell (COCHET 1960).

Zu den Spätfolgen der kindlichen Hirntraumen ist zu sagen, daß die offenen Verletzungen meist günstig überstanden werden. Wir kennen mehrere Kinder, bei denen die Zentralregion erheblich verletzt war, deren Paresen sich praktisch vollständig zurückbildeten. Bei den kontusionellen Schäden mit längerdauernder Bewußtlosigkeit — im eigenen Kinderkrankengut bis zu fünf Wochen — zeigt sich zwar im allgemeinen eine gute Rückbildung der neurologischen Zeichen. Es bleibt aber meist eine Wesensänderung und Hirnleistungsschwäche zurück, welche die geistige Reifung verhindern (LANGE-COSACK 1959, NEUGEBAUER 1963). Hat die Bewußtlosigkeit länger als sieben Tage gedauert, ist mit einer Defektheilung stets zu rechnen (TÖNNIS 1963).

VIII. Verletzungen, die der Allgemeinchirurg selbst behandeln muß und die er selbst behandeln kann

Im Lande Nordrhein-Westfalen ist von jedem Punkte aus innerhalb einer Luftlinie von 8 km eine fachärztlich geleitete chirurgische Abteilung zu erreichen (KT. HERZOG 1963). Es ist selbstverständlich, daß die größte Mehrzahl der Schädelhirnverletzten in diese allgemeinen Krankenhäuser gebracht wird. Es erhebt sich dann besonders die Frage, welche der Schwerverletzten in diesem nächstgelegenen Krankenhaus operiert und welche in eine Spezialabteilung weitergeleitet werden müssen.

F. JAEGER sagte 1956: „Ich habe immer die Ansicht vertreten, daß jeder Chirurg in der Lage sein muß, epi- und subdurale Blutungen zu versorgen. Ich lege Wert darauf, daß meine Mitarbeiter diese Verletzungen sachgemäß versorgen. Wir müssen immer bedenken, daß der Verunglückte sich die Stelle seines Unfalles nicht hat aussuchen können. Er verunglückt irgendwo und landet nun bewußtlos in einem Krankenhaus. Dort ist er dem betreffenden Chirurgen auf Gedeih und Verderb ausgeliefert. Wenn wir selbst einmal das Unglück haben sollten, eine kranio-cerebrale Verletzung zu erleiden, so werden auch wir wünschen, einem Kollegen in die Finger zu fallen, der die Verletzung kunstgerecht versorgt und uns nach Möglichkeit das Leben rettet." Diese Stellungnahme eines erfahrenen Allgemeinchirurgen beleuchtet die Situation klar und eindeutig.

Die kommotionellen und unkomplizierten kontusionellen Hirnschädigungen sind am Orte zu belassen und nicht weit zu transportieren. Jeder Chirurg muß aber auch imstande sein, die Komplikationen zu erfassen und die akuten Fälle selbst zu behandeln. Es hat absolut keinen Sinn, einen Moribunden noch stundenlang zu befördern.

Die dringlichsten Fälle sind zweifellos die akuten Verlaufsformen der intrakraniellen Blutungen und einzelne offene Verletzungen mit akutem massiven Hirnödem.

Eine objektive Diagnose und Differentialdiagnose der akuten Hämatome ist nur durch die angiographischen Untersuchungen möglich. Wer sie nicht beherrscht, muß die früher stets geübten Probebohrungen sofort ausführen, um wenigstens einem Teil der Verletzten eine Entlastung des Hämatoms zu bringen.

Für die Beurteilung der transportfähigen Verletzten mit Hämatomverdacht hat TÖNNIS (1963) vorgeschlagen, diejenigen Verletzten zu transportieren, bei denen die Transportzeit kürzer ist als die Dauer des Verlaufs vom Unfall bis zum Auftreten der ersten hämatomverdächtigen Symptome. Diese Zeiteinheit gibt gewisse Anhaltspunkte. Wir kennen aber etliche Fälle, besonders epidurale Hämatome im Kindesalter, bei denen sich trotz mehrstündigen Intervalls die Zeichen der Compressio recht stürmisch entwickelten, so daß die Verletzten bereits nach 1 bis 2 Std ihre Einklemmung erlitten. Es ist also sicher besser, eine Probetrepanation zuviel als zuwenig durchzuführen. Dieser Eingriff aber muß von jedem Chirurgen erwartet werden.

Da eine subtile Diagnostik und damit die Vorbedingung für eine optimale Therapie nur angiographisch möglich ist, bleibt es wünschenswert, daß diese Untersuchungsmethode eine weitere Verbreitung findet. In reinen unfallchirurgischen Kliniken, denen eine noch größere Zahl von Kopfverletzten als den Allgemeinkrankenhäusern zufällt, dürfte die Angiographie in Zukunft nicht mehr zu entbehren sein.

Bei allen subakuten Verläufen erscheint die Verlegung in die Spezialklinik möglich, um die angiographische Diagnose und Differentialdiagnose exakt zu klären. Auch bei allen Fällen, bei denen innerhalb von 24 Std. keine Besserung der Bewußtlosigkeit oder der Reaktionslage festzustellen ist, sollte unbedingt der Verdacht auf ein Hämatom gestellt und angiographisch objektiviert oder ausgeschlossen werden.

Bei den offenen Verletzungen mit akutem Ödem ist stets der umgehende Duraverschluß zu erzwingen, da sonst immer mehr Hirngewebe prolabiert. Auch dieser Eingriff, der im entsprechenden Kapitel beschrieben ist, sollte von jedem Chirurgen bei den akuten Verläufen durchgeführt werden. Eine Impressionsfraktur ist dagegen nie als akut anzusehen, so daß ein Transport möglich ist. Bei ausreichender Erfahrung ist sie aber in jedem Krankenhaus zu versorgen, falls keine zusätzlichen Komplikationen vorliegen. Die Behandlung der Kopfschwartenverletzungen gehört selbstverständlich zur täglichen Routinearbeit des Chirurgen.

Bei allen anderen Hirntraumafolgen bleibt es den Fähigkeiten und Kenntnissen des einzelnen Chirurgen überlassen, welche Fälle er selbst behandeln kann und welche er überweisen muß. Diese Entscheidung obliegt seiner persönlichen Verantwortung.

H. Zusammenarbeit mit angrenzenden Spezialfächern

Eine enge Zusammenarbeit der behandelnden Chirurgen mit erfahrenen Kennern der Nachbargebiete ist bei den Schädelhirnverletzten von überragender Bedeutung. Treffen doch in keinem Bereich der gesamten Unfallheilkunde soviel Spezialfächer auf umgrenztem Raum zusammen wie bei den kranio-cerebralen Traumen. Kein Chirurg vergibt sich etwas, wenn er einen oder mehrere Kollegen zu Rate zieht und Begleitverletzungen durch den jeweiligen Fachvertreter behandeln läßt.

Wir selbst lassen grundsätzlich jeden Verletzten mit einem Schädelhirntrauma nerven- und augenärztlich zum Zwecke der Erhebung eines subtilen Neurostatus untersuchen, und zwar mindestens bei der Aufnahme und bei der Entlassung, zwischenzeitlich je nach Indikation. Ein Hals- Nasen- Ohrenarzt wird bei Verletzungen auf seinem Gebiete zugezogen. Die Kieferfrakturen lassen wir durch die Zahnklinik versorgen. Der Gesichtsschädel ist bei Kopftraumen häufig mit beteiligt. In unserem Krankengut fanden sich 60 Kieferfrakturen. Sind dieselben geschlossen, so ist ihre Behandlung nicht dringlich und kann etwa acht Tage aufgeschoben werden. Bei größeren Weichteilhämatomen und Schwellungen ist die Atmung bisweilen mechanisch behindert, so daß eine Tracheotomie erforderlich wird. Diesen Eingriff sollte heute jeder Chirurg selbst sachgerecht durchzuführen imstande sein. Offene Hals- und Kieferverletzungen sind selbstverständlich wundchirurgisch zu versorgen. Die Entscheidung, ob eine direkte Verletzung des Bulbus oculi durch Enucleation oder sonstwie operativ anzugehen ist, überlassen wir dem Ophthalmologen.

Bei ungeklärten komatösen Zuständen ist auch eine innerfachärztliche Abklärung indiziert. Sie sollte deswegen umgehend eingeleitet werden.

Die Behandlung der Spätschäden einschließlich der Rehabilitation stellt eine vorwiegend neurologisch-psychiatrische und orthopädische Aufgabe dar. Entsprechende Zentren in Form der Hirnverletztenkliniken sind bereits vereinzelt geschaffen. Sie müssen aber in Zukunft sicherlich noch vermehrt und ausgebaut werden.

I. Dokumentation und Begutachtung

Alle erhobenen Befunde und Beobachtungen, auch durch das Pflegepersonal, sind stets schriftlich zu fixieren. Die Berufsgenossenschaften haben dafür die bekannten Formblätter herausgegeben. Für unkomplizierte Fälle sind dieselben gut brauchbar, für die schweren Verletzungen reichen sie aber unseres Erachtens nicht aus. Während der akuten lebensbedrohlichen Phase sind ausführlichere Beobachtungsbögen unbedingt zu verwenden. Von TÖNNIS und BÜRKLE DE LA CAMP wurden dies-

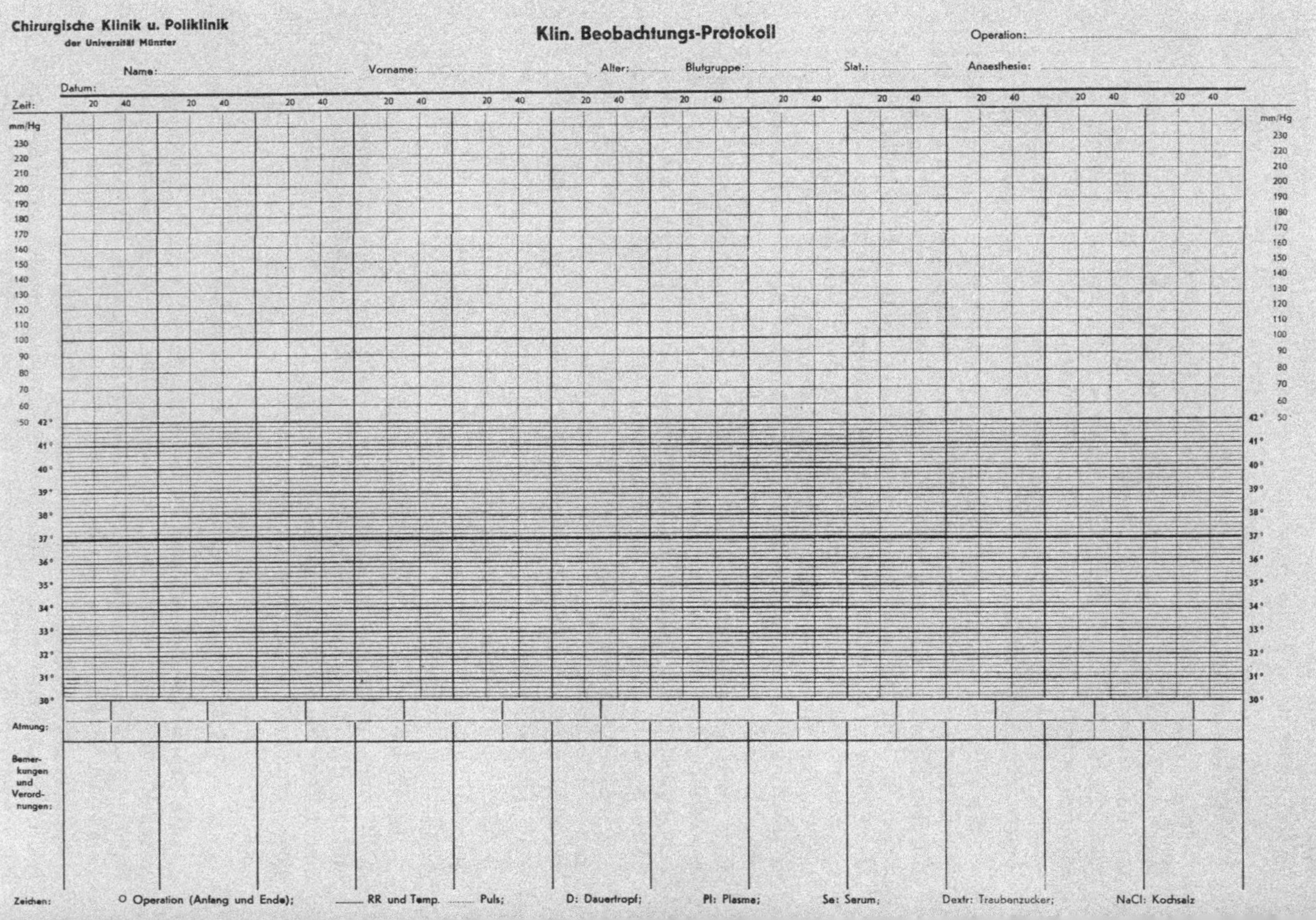
Chirurgische Klinik u. Poliklinik
der Universität Münster
Klin. Beobachtungs-Protokoll
Operation:
Name:
Vorname:
Alter:
Blutgruppe:
Stat.:
Anaesthesie:
Datum:
Zeit:
mm/Hg
Atmung:
Bemerkungen und Verordnungen:
Zeichen: O Operation (Anfang und Ende); —— RR und Temp. ···· Puls; D: Dauertropf; Pl: Plasma; Se: Serum; Dextr: Traubenzucker; NaCl: Kochsalz

bezügliche Vorschläge unterbreitet. Uns hat sich der in Abb. 47 wiedergegebene Beobachtungsbogen, der neben der Fieberkurve zusätzlich geführt wird, sehr bewährt.

Die in Abständen von je 20 Min. gemessenen Werte des Blutdruckes und der Pulsfrequenz sowie sämtliche sonstigen Beobachtungen werden hier fortlaufend eingetragen. Die geordnete Führung dieses Bogens gibt eine sichere Veranlassung, den Verletzten kontinuierlich zu überwachen.

Äußere Verletzungen werden zweckmäßigerweise im Photogramm bildlich festgehalten. Daß die Röntgenaufnahmen wichtige Dokumente darstellen, dürfte selbstverständlich sein. Sie sind entsprechend schonend zu behandeln und sorgfältig aufzubewahren.

Für die spätere Begutachtung sind die Erstbefunde und Verlaufsbeobachtungen unentbehrlich. Den Schädelhirntraumen aber folgt erfahrungsgemäß heute praktisch in jedem Falle irgendeine Begutachtung für Versicherungsträger, Gerichte, Behörden usw.

Hinsichtlich der Begutachtung von Kopfverletzungen ist es unmöglich, feste Regeln und Schemata nach Art der sogenannten Gliedertaxen aufzustellen. Bei der gutachtlichen Beurteilung sind selbstverständlich die berechtigten Interessen des Verletzten und des Versicherungsträgers ausreichend zu berücksichtigen und abzuwägen. Der Gutachter muß aus den biographischen Tatsachen vor dem Trauma, aus dem Unfallhergang, den objektiven Befunden und dem Verhalten bei der Wiederaufnahme der Arbeit festzustellen versuchen, ob ein Leistungsknick eingetreten ist, der auf einen traumatischen Hirnschaden und nicht etwa auf eine abnorme Erlebnisreaktion oder eine unfallfremde Erkrankung zurückgeführt werden muß.

Die sich dem Chirurgen am meisten ergebende Frage ist die der Dauer der Arbeitsunfähigkeit. NOCKEMANN (1960) stellte bei 1266 Verletzten mit Commotio cerebri eine durchschnittliche Dauer der Krankfeierzeit von 31,9 Tagen fest. BÖHLER (1953) errechnete einen Durchschnitt von 28,2 Tagen und fand deutlich unterschiedliche Ergebnisse bei der Behandlung von Nichtversicherten und Versicherten. Diese Erfahrung ist in der Folgezeit vielfach bestätigt worden.

Die über eine unkomplizierte Commotio cerebri bzw. über den traumatischen Hirnschaden I. Grades nach TÖNNIS hinausgehenden Hirnschädigungen sollte der Chirurg nie allein, sondern stets in Zusammenarbeit mit einem erfahrenen Nervenarzt begutachten. Dies gilt sowohl für die Beurteilung der Dauer der Arbeitsunfähigkeit als auch der Einstufung der unfallbedingten Erwerbsminderung. Die sich dabei ergebenden Probleme sind so vielgestaltig, daß sie in diesem Rahmen nicht näher erörtert werden können.

Gewisse Anhaltspunkte bei der *Begutachtung der Verletzten*, die sich den Empfehlungen von OHM (1962) anlehnen, mögen folgende Hinweise geben:

Abb. 47. Klinisches Beobachtungsprotokoll, in dem die in Abständen von 20 Min. gemessenen Werte des Blutdruckes und der Pulsfrequenz sowie sämtliche sonstigen Beobachtungen und Verordnungen eingetragen werden

1. Bei äußeren Verletzungen ohne Hirnbeteiligung entspricht die Dauer der Arbeitsunfähigkeit der Wundheilung. Eine Rentengewährung kann nur in gewissen Fällen mit gröberer Entstellung erfolgen.

2. Nach einer schwereren Kopfprellung, bei der es anschließend zu leichter Übelkeit oder geringem Erbrechen gekommen ist, kann eine Arbeitsunfähigkeit von vier Wochen angenommen werden. Anschließend ist der Verletzte ohne Rentengewährung arbeitsfähig.

3. Bei einer unkomplizierten Hirnerschütterung (traumatischer Hirnschaden I. Grades) ist eine Krankfeierzeit von etwa sechs Wochen anzunehmen. Danach kann der Kranke ohne Rentengewährung seine Tätigkeit wiederaufnehmen. Wegen der Möglichkeit von Spätkomplikationen ist aber eine weitere neurologische Überwachung zweckmäßig.

4. Eine schwere Hirnerschütterung (traumatischer Hirnschaden II. Grades) bedingt eine Arbeitsunfähigkeit von 8 bis 10 Wochen. Bis zu 1 bis $1\frac{1}{2}$ Jahren nach dem Unfall kann eine EM von 20 bis 30% angenommen werden. Über diese Zeit hinaus ist in der Regel eine Rentengewährung nicht erforderlich.

5. Über die Fälle von Hirnkontusionen (traumatischer Hirnschaden III. Grades) läßt sich wenig Verbindliches aussagen. Die Kranken sind oft als Hirnverletzte zu beurteilen und bedürfen dann besonderer Schonung. Die Einschätzung der EM ist in erster Linie eine nervenärztliche Aufgabe.

Selbstverständlich müssen bei gleichzeitigen Verletzungen der Augen oder des Gehör- und Gleichgewichtsorganes die entsprechenden Fachärzte zur Beurteilung eingeschaltet werden.

Die Rehabilitationsmaßnahmen bei den Hirnverletzten mit dem Ziel der Wiedereingliederung in einen geregelten Arbeitsprozeß obliegen vorzugsweise erfahrenen Nervenärzten. Bei voller Ausschöpfung der heute gebotenen Möglichkeiten wird bei nur wenigen Verletzten eine dauernde Arbeitsunfähigkeit zurückbleiben.

Literatur

Im Schrifttumsverzeichnis ist die einschlägige jüngere Literatur weitgehend angeführt. Sie wurde im Text mit verarbeitet. Zum Zwecke der klaren didaktischen Darstellung wurden dort aber nur die wichtigsten Arbeiten zitiert, um den Inhalt übersichtlich zu bringen. Da die Klinik im Vordergrund stand, konnte das pathologisch-anatomische Schrifttum nur gestreift werden. Die ältere Literatur ist in der Monographie von KATZENSTEIN (1956) ausführlich gebracht.

Wer sich über einzelne spezielle Themen näher informieren möchte, möge sie in den zitierten Originalarbeiten nachlesen.

ADSON, A., und F. UIHLEIN: Repair of defects in ethmoid and frontal sinusses sulting in C.S.F. rhinorrhea. Arch. Surg. **58**, 623 (1949).

AHRER, E., und K. KLOSS: Schädelverletzungen des Kindesalters. Mschr. Unfallheilk. **65**, 327—332 (1962).

ALBRECHT, K.: Ein Beitrag zur Herabsetzung der Gefahren bei der zerebralen Arteriographie durch Trapanal-Kurznarkose. Fortschr. Röntgenstr. **82**, 496—500 (1955).

—, Ursachen und Behandlung der zentralen Hyperthermie unter besonderer Berücksichtigung der schweren Schädeltraumen. Zbl. Chir. **87**, 2017—2028 (1962).

—, und W. DRESSLER: Über serienangiographische Besonderheiten beim subduralen Hämatom. Fortschr. Röntgenstr. **83**, 316—323 (1955).

AMANN, E., F. GERSTENBRAND und G. SALEM: Schädelhirntrauma und Alkoholismus. Wien. med. Wschr. **110**, 583—588 (1960).

— — —, Zur Therapie des gedeckten schweren Schädelhirntraumas. Mschr. Unfallheilk. **64**, 81—90 (1961).

AMBO, H.: Kritische Bemerkungen über die Hirnschwellung. Folia psychiat. neurol. jap. **15**, 40—71 (1961).

ANGSTWURM, H., W. JAKOBY und E. WEBER: Die Methoden der Duraplastik. Acta neurochir. (Wien) **11**, 34—60 (1963).

ARNULF, G.: Pathologie et chirurgie des carotides. Paris: Masson et Cie. 1957.

ARONSON, H. A., und J. H. SCATLIFF: Pseudothrombosis of the internal carotid artery. J. Neurosurg. **19**, 691—695 (1962).

ARSENI, C., und ST. GRIGOROVICI: L'hèmatome intracérébral d'origine traumatique. J. Chir. (Paris) **81**, 335—349 (1961).

BACIOCCO, A., und G. PISANO: L'angiografia cerebrale nei traumatizzati cranici. Radiol. med. (Torino) **47**, 516—529 (1961).

BAIER, H.: Zur Problematik der Frakturen der Stirnhöhlenhinterwand und des Siebbeindaches. Fortschr. Röntgenstr. **98**, 51—57 (1963).

BALDAUF, H.: Das subdurale Hämatom, seine Pathogenese, Symptomatologie und Behandlung. Münch. med. Wschr. **105**, 498—503 (1963).

—, und K. GÖHRING: Die anticholinergische Behandlung bei Schädelhirntraumen. Med. Welt (Stuttg.) **36**, 1887—1889 (1960).

BÄRTSCHI-ROCHAIX, F., und W.: Ein elektrobiologisch faßbares stammhirnsyndrom nach Hirntrauma. Schweiz. Arch. Neurol. Psychiat. **80**, 329 (1957).

BARGLEY, C.: Traumatic-longitudinal sinus lesions. Report of two cases. Surg. Gynec. Obstet. **58**, 489 (1934).

BAUER, K. H.: Der Bruch der Schädelbasis. Langenbecks Arch. klin. Chir. **196**, 460 (1939).

BAUERMEISTER, A.: Experimentelle Grundlagen für den Aufbau einer neuen Knochenbank. H. Unfallheilk. 58 (1958).

BAUMER, L.: Bewußtseinsstörungen bei Schädeltraumen und ihre Bewertung. Dtsch. med. Wschr. 74, 1265—1266 (1949).

BAY, E.: Die traumatischen Hirnschädigungen, ihre Folgezustände und ihre Begutachtung. Fortschr. Neurol. Psychiat. 21, 151 (1953).

—, Die traumatischen Hirnschädigungen. In Handbuch der inn. Med., Bd. V, Teil 3, S. 395. Berlin-Göttingen-Heidelberg: Springer 1953.

—, und W. CHRISTIAN: Ein Beitrag zum Problem der traumatischen Spätapoplexie. Dtsch. med. Wschr. 81, 766—768 (1956).

LE BEAU, J., J. GRUNER und P. MINUIT: Remarques sur une série de 400 traumatismes cranio-cérébraux graves. Neuro-Chirurgie 1, 117 (1955).

BECKER, TH.: Das stumpfe Schädeltrauma als Sportunfall. Mschr. Unfallheilk. 62, 179—186 (1959).

BEHREND, C. M.: Schädel-Hirn-Basis-Verletzungen. H. Unfallheilk. 48, 23 (1954).

BEKS, J. W. F.: Posttraumatic nasal liquorrhoea. Arch. chir. neerl. 14, 245 (1962).|

BELLER, A. J., und E. PEYSER: Extradural cerebellar haematoma. J. Neurosurg. 9, 291 (1952).

BENASSI, E.: Pneumatocele pericranico post-traumatico tardivo. Minerva med. 53, 2735—2737 (1962).

BENZER, H., G. BLÜMEL, H. BRENNER und F. PIZA: Über Blutgerinnungsstörungen nach Hirnverletzungen und Hirnoperationen. Wien. klin. Wschr. 75, 725—726 (1963).

v. BERGMANN, E.: Die Lehre von den Kopfverletzungen. Zbl. Chir. Der Hirndruck. Arbeiten aus der Chir. Klinik der Kgl. Univ. Berlin I (1886) und II (1887).

BETTAG, W.: Über chronische subdurale Hämatome. Acta neurochir. (Wien) 5, 1 (1956).

—, Über homoioplastische Deckungen von Schädellücken. Acta neurochir. (Wien) III, 36 (1956).

BETZEL, F.: Die plastische Deckung von Knochenlücken des Schädels mit homoioplastischem kältekonserviertem Knochen. Med. Kosmetik 8, 83 (1959).

BIDNJACK, A., und W. DRIESEN: Entzündliche Spätkomplikationen des Schädelinhaltes nach frontobasalen Verletzungen. Zbl. Chir. 82, 695—701 (1957).

BIRKMAYER, W.: Hirnverletzungen. Wien: Springer 1951.

BLÜMEL, G., und H. KRAUS: Beitrag zur Behandlung der Hirnabszesse. Zbl. Neurochir. 19, 273—292 (1959).

BOENNINGHAUS, H. G.: Die Behandlung der Schädelbasisbrüche. Stuttgart: Georg Thieme 1960.

BÖHLER, J.: Operative Behandlung der traumatischen nasalen Liquorrhoe. H. Unfallheilk. 56, 147 (1958).

BÖHLER, L.: Behandlung und Begutachtung der Gehirnerschütterung. Langenbecks Arch. klin. Chir. 279, 180—187 (1954).

—, Weitere Erfahrungen bei der Erkennung, Behandlung und Begutachtung von 975 Gehirnerschütterungen. H. Unfallheilk. 56, 119 (1958).

BONNAL, J. und J. LEGRE: L'angiographie cérébrale. Paris: Masson et Cie. 1958.

BORNSTEIN, M. B.: Presence and action of acetylcholine in experimental brain trauma. J. Neurophysiol. 9, 347 (1946).

BRENNER, H.: Epidurales Hämatom ungewöhnlicher Größe. Zbl. Neurochir. 21, 348—351 (1961).

—, Frontale Schädelspaltung mit traumatischen Aneurysma der Arteria pericallosa. Acta neurochir. (Wien) 10, 145—152 (1962).

—, Beitrag zur funktionellen Diagnostik und Behandlung traumatischer arteriovenöser Aneurysmen der großen Halsgefäße. Radiol. Austriaca 13, 279—288 (1963).

—, Das Schädeltrauma als Erstsymptom des kindlichen Hirntumors. Langenbecks Arch. klin. Chir. 304, 847—849 (1963).

—, F. GERSTENBRAND und H. SPÄNGLER: Beitrag zum Problem der traumatischen Carotisthrombose beim geschlossenen Schädeltrauma. Mschr. Unfallheilk. 65, 136—142 (1962).

—, und K. Holub: Neue Wege in der Behandlung von Hirnläsionen: Neurochirurgia (Stuttg.) **4,** 88—93 (1961).

—, und H. Wasl: Ein Fall von tödlich verlaufendem Hirnarterienverschluß als alleinige Folge einer Schädelprellung. Zbl. Chir. **85,** 2010—2016 (1960).

Brihaye, J., J. Mage und G. Verbiest: Anévrysme traumatique de la carotide interne dans sa portion supraclinoidienne. Acta neurol. belg. **1954,** 411.

Brilmayer, H., und R. A. Frowein: Eiweiß- und Elektrolytveränderungen im Blut und Urin während des akuten Stadiums nach Schädel-Hirnverletzungen und nach Hirnoperationen. Langenbecks Arch. klin. Chir. **294,** 205—229 (1960).

Bross, W., T. Orlowski und R. Badura: Experimenteller Beitrag zur Frage der Therapie von Fettembolien. Zbl. Chir. **86,** 2075—2080 (1961).

Brugger, G.: Intracerebrales Hämatom beider Schläfenlappen nach gedecktem Schädelhirntrauma. Mschr. Unfallheilk. **66,** 29—36 (1963).

Brun, R.: Die Schädel- und Hirnverletzung. Anamnestische und katamnestische Untersuchungen über Verlauf und Spätfolgen von Schädel- und Gehirntraumen auf Grund eines Krankengutes von 1648 Fällen. Bern und Stuttgart: Hans Huber 1963.

Bschor, F., und K. Haasch: Fluorescenzmikroskopische Untersuchungen an Venenblut bei traumatischer Fettembolie. Langenbecks Arch. klin. Chir. **302,** 408—422 (1963).

Buchtala, V., und J. Gerlach: Mandrinkanülen zur Arteriographie. Zbl. Neurochir. **14,** 118—120 (1954).

Bürkle de la Camp, H.: Plastische Deckung von Knochenlücken des Schädels. Zbl. Chir. **65,** 2578—2584 (1938).

—, Erfahrungen bei frischen traumatischen Hirnschädigungen. Langenbecks Arch. klin. Chir. **270,** 392—398 (1951).

—, Über die Kältekonservierung von Knochengewebe und dessen Verwendung zur homoioplastischen Verpflanzung. Zbl. Chir. **79,** 163 (1953).

—, Knochenkonservierung und Verwendung konservierten Knochens. Langenbecks Arch. klin. Chir. **279,** 26—37 (1954).

—, Fehler und Gefahren der Alloplastik in der Knochen- und Gelenkchirurgie. Langenbecks Arch. klin. Chir. **289,** 463—475 (1958).

—, Akute Allgemeinerscheinungen bei schweren Verletzungen. Zbl. Chir. **84,** 992—994 (1959).

—, Knochentransplantationen. XVIII. Congr. Soc. Intern. Chir. München 1959, S. 170.

—, Zur Beobachtung, Beurteilung und Wiedereingliederung Schädel-Hirnverletzter. Dtsch. med. J. **11,** 8—13 (1960).

—, Probleme der Tetanusprophylaxe. Langenbecks Arch. klin. Chir. **301,** 427—444 (1962).

Bues, E.: Formen des posttraumatischen Kopfschmerzes. Stuttgart: Georg Thieme 1956.

—, Zum zeitlichen Ablauf des traumatischen Hirnoedems in Serienencephalogrammen. H. Unfallheilk. **56,** 151 (1958).

—, und H. H. Stange: Quantitative Untersuchungen über die gesteigerte Ausscheidung gonadotroper Hormone der Hypophyse nach frischen traumatischen Hirnschäden. Neurochirurgia (Stuttg.) **2,** 91 (1959).

Burmeister, H.: Geschlossene Hirnverletzungen. Dtsch. med. J. **8,** 6 (1957).

—, Zur Frage des intra- oder extraduralen Duraverschlusses bei frontobasalen Schädelverletzungen. Zbl. Chir. **87,** 297—303 (1962).

—, Beurteilung der Commotio cerebri und gedeckter Schädel-Hirn-Verletzungen vom chirurgischen Standpunkt. Dtsch. Gesundh.-Wesen **18,** 305—311 (1963).

Bushart, W.: Kasuistischer Beitrag zur Frage des Verschlusses der Arteria cerebri media durch ein stumpfes Trauma. Nervenarzt **34,** 500—504 (1963).

Bushe, K. A., und H. Wenker: Schädel-Hirnverletzungen durch verschiedene Bolzenschußapparate. Chirurg **32,** 539—544 (1961).

Cairns, H.: Injuries of frontal and ethmoidal sinusses. J. Laryng. **52,** 589 (1937).

Caldwell, H. W., und F. C. Hadden: Carotid thrombosis. Report of 8 cases due to trauma. Ann. intern. Med. **28,** 1132—1142 (1948).

CAMPICHE, R.: Hématome épidural subaigu de localisation inhabituelle avec son image arteriographique. Radiol. clin. (Basel) 31, 95—100 (1962).

CAMPBELL, E., R. D. WHITFIELD und R. GREENWOOD: Extradural hematomas of the posterior fossa. Ann. Surg. 138, 509 (1953).

CHRISTENSEN, E.: Pathologie der intrakraniellen Blutungen. In Handbuch der Neurochirurgie, Bd. III. Berlin-Göttingen-Heidelberg: Springer 1956.

McCLINSTOCK, H. G., und R. O. DINGMAN: The repair of cranial defects with iliac bones. Surgery 30, 955 (1951).

COCHET, F.: Traumatismes cranio — cérébraux de l'ènfant. Clermont-Ferrand: G. de Bussac 1960.

COSMANN, B.: Traumatic arterial malformations of the scalp. Ann. Surg. 150, 1032 (1959).

CRAWFORD, H.: Dura replacement. Plastic. Surg. (Baltimore) 19, 299—320 (1957).

CRAWFORD, T.: The pathological effects of cerebral arteriography. J. Neurol. Neurosurg. Psychiat. 19, 217—221 (1956).

CRONQUIST, ST., und R. KÖHLER: Angiography in epidural haematomas. Acta Radiol. (Stockh.), New series 1, 42—52 (1963).

COURVILLE, C. B., und O. A. BLOMQUIST: Traumatic intracerebral hemorrhage. Arch. Surg. 41, 1—28 (1940).

DAHMEN, G.: Über die Bedeutung eines Schädeltraumas für die Ätiologie des chronischen Hämatoms der Dura mater. Zbl. Chir. 84, 129—134 (1959).

DANDY, W. E.: Hirnchirurgie. Leipzig: J. A. Barth 1938.

DAUM, R., und J. MLETZKO: Bolzenschußverletzungen im Baugewerbe. Mschr. Unfallheilk. 65, 51—56 (1962).

DAVIS, L.: Trans. Amer. neurol. Ass. 68, 120—121 (1942).

DECKER, K.: Klinische Neuroradiologie Stuttgart: Georg Thieme 1960.

—, und E. HOLZER: Gefäßverschlüsse im Carotis- und Vertebralisangiogramm. Fortschr. Röntgenstr. 80, 565—575 (1954).

DEMME, H.: Traumatische Hirnschädigungen. In Das ärztliche Gutachten im Versicherungswesen, Bd. II. München: J. A. Barth 1955.

DIEHL, H., und G. WILKE: Kopfball-Einwirkung auf Schädel und Gehirn bei Fußballspielern und deren Folgen. Nervenarzt 28, 233—234 (1957).

DIETHELM, L., und W. DONTENWILL: Carotisthrombose nach Encephalo-Arteriographie. Zbl. Neurochir. 13, 99—101 (1953).

DILENGE, D., und R. WÜTHRICH: L'anévrysme traumatique de l'a. méningée moyenne. Neurochirurgia (Stuttg.) 4, 202—206 (1962).

DJINDJIAN, R., P. DROGUET und P. DORLAND: Fistula arterioveineuse cérébrale post-traumatique. Sem. Hop. Paris 33, 3429 (1957).

DOST, K., und F. KÜMMERLE: Traumatische Fistel zwischen A. vertebralis und Vena jugularis interna. Chirurg 34, 412—414 (1963).

DOTZAUER, G., und G. BONHOFF: Postintervalläre, rezidivierend-progrediente Hirntraumafolgen (Spätapoplexie). Zbl. Neurochir. 11, 152—165 (1951).

DRESSLER, W., und K. ALBRECHT: Klinische Betrachtungen zur Pathogenese des subduralen Hämatoms. Acta neurochir. (Wien) 5, 46—67 (1957).

DRIESEN, W., und D. FRANKE: Die traumatische Infarzierung des Schläfenhirns, ihre Diagnose und operative Behandlung. Zbl. Neurochir. 21, 14—23 (1961).

DÜBEN, W.: Beitrag zur autoplastischen Deckung von Schädeldachlücken. Chirurg 20, 234—235 (1949).

EBERMAIER, C.: Hirntrauma, Konstitution und prämorbide Persönlichkeit. Stuttgart-Köln: Kohlhammer 1960.

ECHLIN, F.: Traumatic subdural hematoma — acute, subacute and chronic. An analysis of 70 operated cases. J. Neurosurg. 4, 294 (1949).

ECKE, H.: Beurteilung und Objektivierung der Hirnerschütterung. Mschr. Unfallheilk. 61, 225—233 (1958).

ECKERT-MÖBIUS, A.: Grundsätzliches zur Behandlung der frontobasalen Frakturen. Zbl. Chir. 85, 18 (1960).

ELLIOTT, H., und H. J. SCOTT: The bone-bank in neurosurgery. Brit. J. Surg. 39, 31 (1951).

ELTZE, D.: Komplikationen nach Tracheotomie und Angiographie bei Schädel-Hirn-Traumen. Dtsch. Z. ges. gerichtl. Med. 54, 67—72 (1963).

ESCHER, F.: Die fronto-basale Schädelverletzung. Schweiz. med. Wschr. 90, 1481 bis 1485 (1960).

ESTRIDGE, M. N., und R. A. SMITH: Akute subdural hemorrhage of posterior fossa. J. Neurosurg. 18, 248—249 (1961).

EVANS, J. P., und R. McLAURIN: The treatment of craniocerebral injuries. Surg. Clin. N. Amer. 34, 4 (1954).

FALCONER, M., A. M. McFARLAN und D. S. RUSSEL: Experimental brain abscesses in the rabbit. J. Neurol. Psychiat. 4, 273 (1941) und Brit. J. Surg. 30, 245—260 (1943).

FALLS, H. F., R. C. BASSET und A. E. LAMBERTS: Ocular complications encountered in intracranial arteriography. Arch. Ophthal. 45, 623—626 (1951).

FASIANI, G. M., und A. BEDUSCHI: Considerazioni su 61 ascessi cerebrali sottoporti a trattamento chirurgico. Rev. oto-neuro-oftal. (B. Aires) 26, 502 (1951).

FAUST, CL.: Das klinische Bild der Dauerfolgen nach Hirnverletzung. Stuttgart: Georg Thieme 1956.

FELTEN, H.: Cerebrale Fettembolie. Beitr. Neurochir. 1, 106—114 (1959).

FISCHER, E.: Die Lageabweichungen der vorderen Hirnarterien im Gefäßbild. Zbl. Neurochir. 3, 300—313 (1938).

—, und P. SUNDER-PLASSMANN: Zur Ursache der Wundspätblutung nach cerebraler Angiographie mittels Freilegung des Carotissenus. Zbl. Neurochir. 5, 85—111 (1940).

FISCHER-BRÜGGE, E.: Der persistierende Hirnprolaps nach Schußverletzungen. Zbl. Neurochir. 9, 18—45 (1949).

—, Anatomische Ursachen funktioneller Kreislaufstörungen des Gehirns und am N. oculomotorius. Bruns' Beitr. klin. Chir. 181, 223—236 (1951).

—, Das Klivuskantensyndrom. Acta neurochir. (Wien) 2, 36—68 (1952).

FLÜCKINGER, P.: Ein Fall von posttraumatischen Diabetes insipidus. Schweiz. med. Wschr. 90, 1191 (1960).

FONTAINE, R., und A. DANY: Rev. neurol. 87, 577—581 (1952).

FOTOPOULOS, D.: Über zwei Fälle von traumatisch bedingter Karptosthrombose. Zbl. Neurochir. 22, 216—234 (1962).

FOURRIER, P., und F. COCHET: Les traumatismes cranio-cérébraux de l'enfant. Lyon. Chir. 57, 548—554 (1961).

FRIEDHOFF, E., und V. HOFFMANN: Ärztliche Versorgung Schwerverletzter am Unfallort und auf dem Transport. Münch. med. Wschr. 101, 430—1437 (1959).

FRIEDMANN, G., E. SCHMIDT-WITTKAMP und W. WALTER: Zur Diagnose des epiduralen Hämatoms im Carotisangiogramm. Dtsch. Z. Nervenheilk. 179, 603—613 (1959).

—, —, —, Das Carotisangiogramm bei subduralen Hämatomen unter besonderer Berücksichtigung der Altersbestimmung. Dtsch. Z. Nervenheilk. 179, 589—602 (1959).

—, —, —, Serienangiographische Befunde bei traumatischen intracerebralen Hämatomen. Acta neurochir. (Wien) 8, 70—80 (1960).

FROWEIN, R., und G. HARRER: Vegetativendokrine Diagnostik (Testmethoden). München-Berlin-Wien: Urban & Schwarzenberg 1957.

FROWEIN, R. A.: Behandlung der Schockfolgen im akuten Stadium schwerer Schädel-Hirnverletzungen. H. Unfallheilk. 55, 111—119 (1956).

—, Atemstörungen und Lungenkomplikationen nach Hirnschädigungen (Hirntrauma, Hirnoperation). Zbl. Chir. 83, 2109 (1958).

—, Pathogenese vegetativer Störungen bei intrakranieller Drucksteigerung. Acta neurochir. (Wien) 7, 459—470 (1961).

—, Indikationen zur operativen Behandlung intrakranieller Komplikationen bei schweren Gesichtsschädelverletzungen. Dtsch. zahnärztl. Z. 16, 1149—1161 (1961).

—, Zentrale Atemstörungen bei Schädel-Hirn-Verletzungen und bei Hirntumoren. Monographien aus dem Gesamtgebiete der Neurologie und Psychiatrie, H. 101 (1963).

—, Bedeutung und Besonderheiten der ersten Hilfe bei schweren Schädel-Hirnverletzungen. H. Unfallheilk. 78, 190—194 (1964).

—, und H. Brilmayer: Die Behandlung des Kreislaufs im akuten Stadium schwerer Hirnverletzungen. Beitr. Neurochir. 1, 1—14 (1959).

Fuchs, G., H. Stegemann und W. Eger: Der transplantierte Knochenspan und seine Qualität nach partieller und vollständiger Enteiweißung bei erhaltener anorganischer Substanz. Langenbecks Arch. klin. Chir. 303, 240—260 (1963).

Fuss, H.: Über vegetative Regulationen bei Commotio cerebri und anderen Unfällen. Langenbecks Arch. klin. Chir. 274, 452—464 (1953).

Gänshirt, H.: Die Sauerstoffversorgung des Gehirns und ihre Störung bei der Liquordrucksteigerung und beim Hirnoedem. Monographien aus dem Gesamtgebiete der Neurologie und Psychiatrie, H. 81 (1957).

Gamper, E.: Zum Problem der Commotio cerebri. Mschr. Psychiat. neurol. 99, 554 (1938).

Gannon, W. E.: Interhemispheric subdural hematoma. J. Neurosurg. 18, 829 bis 830 (1961).

—, Roentgenologic signs of resolving subdural hematomas. Radiology 79, 420 bis 424 (1962).

Gebauer, A., E. Muntean, E. Stutz und H. Vieten: Das Röntgenschichtbild. Stuttgart: Georg Thieme 1959.

Gerlach, J.: Über Bolzenschußverletzungen des Gehirns. Zbl. Neurochir. 15, 83—89 (1955).

—, und H. P. Jensen: Mikroangiome des Gehirns. Langenbecks Arch. klin. Chir. 293, 481—493 (1960).

—, —, Diagnostik und Behandlung der gedeckten Hirnverletzungen. Ärztl. Prax. 12, 137 und 153—156 (1960).

Gerstenbrand, F., H. Schürer-Waldheim und J. Zeitlhofer: Zur Klinik und Pathologie der traumatisch bedingten Carotisthrombose. Chir. 32, 230—234 (1961).

Gloning, K., und E. Klausberger: Über das basale subdurale Hämatom. Acta neurochir. (Wien) 5, 205 (1957).

Goecke, U.: Pneumencephalographische Befunde bei posttraumatischen Psychosen. Diss. Münster 1963.

Goegler, E.: Unfallopfer im Straßenverkehr. Documenta Geigy, Series chirurgica Nr. 5 (1962).

Göhring, K.: Beitrag zur alloplastischen Deckung von Schädeldefekten mit einem autopolymerisierenden Kunststoff. Med. Klin. 55, 1020—1023 (1960).

—, Der bewußtlose Kranke aus der Sicht des Neurochirurgen. Hippokrates 31, 542—543 (1960).

—, und E. Weber: Das Röntgenübersichtsbild als Gradmesser für die Schwere des Schädel-Hirn-Traumas. Chir. Praxis 6, 415—428 (1962).

Goodell, Ch. L., und J. Mealey: Pathogenesis of chronic subdural hematoma. Arch. Neurol. (Chic.) 8, 429—437 (1963).

Grodan, A., und J. Lukan: Spätfolgen auf das Vestibulär- und Gehörorgan nach gedeckten Schädelhirnverletzungen. Zbl. Neurochir. 21, 198—207 (1961).

Grodan, A., und I. Simig: Spätfolgen gedeckter Schädelhirnverletzungen auf das Sehorgan. Zbl. Neurochir. 20, 66—78 (1960).

Grosch, H.: Das Schädel-Hirntrauma in seinen Auswirkungen auf das mesodiencephale Übergangsgebiet. München: J. F. Lehmann 1959.

Grote, W., und W. Schiefer: Klinik und Behandlung der traumatischen arteriovenösen Aneurysmen. Beitr. Neurochir. 1, 79—88 (1959).

—, und R. Wüllenweber: Zur Beeinflussung des intrakraniellen Drucks. Dtsch. med. Wschr. 85, 1646—1649 (1960).

Gund, A.: Die Operationsindikation bei akuten gedeckten Schädel-Hirnverletzungen. Mschr. Unfallheilk. 62, 41—51 (1959).

—, Über Bolzenschußverletzungen; zugleich ein Beitrag zur Versorgung offener frontobasaler Impressionen. Acta neurochir. (Wien) 6, 444—448 (1960).

Gurdjian, E. J., und J. E. Webster: Head injuries. Boston-Toronto: Little Brown & Co. 1958.

Hager, A.: Über die Duraverletzungen der vorderen Schädelgrube. Wien. klin. Wschr. 71, 190 (1959).

HALLERVORDEN, J.: Hirnerschütterung und Thixotropie. Zbl. Neurochir. **6**, 37 bis 42 (1941).

—, und G. QUADBECK: Die Hirnerschütterung und ihre Wirkung auf das Gehirn. Dtsch. med. Wschr. **82**, 129—134 (1957).

HANKE, H.: Das subdurale Hämatom. Ergebn. Chir. Orthop. **32**, 1—174 (1939).

HARRIS, PH.: Head injuries in childhood. Arch. Dis. Childh. **32**, 488 (1957).

HARTL, J., und E. KLAUS: Dystrophia adiposogenitalis nach stumpfen Schädeltraumen. Psychiat. Neurol. med. Psychol. (Lpz.) **12**, 471 (1960).

HARTMANN, K.: Spätergebnisse der Behandlung frischer Schädelhirnverletzungen im Hinblick auf Unfallhergang und Schwere der Verletzung. Beitr. Neurochir. **1**, 28—37 (1959).

HEBERER, G., G. RAU und H. J. EBERLEIN: Die vaskular und kardial dekompensierte Form der arteriovenösen Fistel traumatischer Genese. Langenbecks Arch. klin. Chir. **299**, 254—291 (1962).

HEEP, W.: Die Darstellung von Hirnabszessen im Phlebogramm. Zbl. Neurochir. **9**, 2—6 (1949).

HEFTNER, E.: Beitrag zur Therapie der Schädel-Hirn-Verletzung. Münch. med. Wschr. **102**, 1666—1670 (1960).

HEIFER, U.: Nichttraumatische intradurale Blutungen bei Pachymeningiosis dissecans mit sekundärer foudroyanter Blutung in den Subduralraum. Frankfurt. Z. Path. **72**, 155—166 (1962).

—, Pachymeningiosis haemorrhagica interna und organisiertes traumatisches subdurales Hämatom. Dtsch. Z. ges. gerichtl. Med. **54**, 58—63 (1963).

HELLNER, K. A.: Zur Entstehung der Carotis-Cavernosus-Aneurysmen. Neurochirurgia (Stuttg.) **4**, 193—202 (1962).

HEMMER, R.: Schädeltrauma und cerebrale Angiographie. Dtsch. med. Wschr. **82**, 1803—1805 (1957).

—, Die akute intrakranielle Hypertension. Dtsch. med. Wschr. **85**, 1102—1106 (1960).

—, Der Liquordruck. Stuttgart: Georg Thieme 1961.

—, und A. WAGNER: Zur Problematik der Carotisthrombose. Arch. Psychiat. Nervenkr. **203**, 500—510 (1962).

HENSELL, V.: Traumatische Hirnsinus- und Venenthrombose. Acta Neurochir. (Wien) **7**, 362—366 (1961).

HEPPNER, F.: Zur Operationsanzeige beim akuten gedeckten Hirntrauma. Mschr. Unfallheilk. **60**, 204—208 (1957).

—, Das traumatische Hirnoedem und seine Behandlung. Wien. klin. Wschr. **41**, 789 (1958).

—, Zur Radiographie des chronischen, juvenilen Subduralhämatoms: typische und abweichende Befunde. Fortschr. Röntgenstr. **92**, 138—146 (1960).

—, Schädeldachplastik mit Kunststoff. Chir. Prax. **7**, 95—98 (1963).

—, und H. E. DIEMATH: Ein ungewöhnlicher Hirnschuß. Operation und Heilung. Mschr. Unfallheilk. **61**, 11—15 (1958).

—, —, Klinische Erfahrungen mit der anticholinergischen Behandlung der gedeckten Schädelhirntraumen. Mschr. Unfallheilk. **61**, 257—265 (1958).

HIRSCH, J. F., M. DAVID und M. SACHS: Les anévrymes artériels traumatiques intracraniens. Neuro-Chirurgie 8, 189—201 (1962).

HÖSSLER, J., J. MAUERSBERGER und W. STAUDE: Zur Behandlung der Commotio cerebri mit Stellatumblockaden. Zbl. Chir. **82**, 2020—2024 (1957).

HOESSLIN, V. R.: Die Schwangerschaftslähmungen der Mütter. Arch. Psychiat. Nervenkr. **38**, 779 (1904) und **40**, 445 (1905).

HOFF, H., und K. JELLINGER: Das Hirnoedem. Wien Z. Nervenheilk. **19**, 305—341 (1962).

HOLMES, G., und P. SARGENT: Seventy cases of ingurie of the superior longitudinal sinus. Brit. med. J. **1915**, 493.

HOLUB, K.: Epidurale Hämatome über der einen und akute subdurale Hämatome über der anderen Großhirnhemisphäre. Wien. Z. Nervenheilk. **12**, 342 (1956).

—, Fortschritte in der Behandlung gedeckter Hirnverletzungen. Wien. klin. Wschr. **68**, 702 (1956).

—, Eine typische Form von Beschwerden nach Schädeltraumen. Wien. Z. Nerven-heilk. **14**, 316 (1958).

—, Eine besondere Form posttraumatischer Ergüsse im Subduralraum. Wien. klin. Wschr. **70**, 348 (1958).

—, Erfahrungen mit der sogenannten 24-Stunden-Encephalographie. Wien. klin. Wschr. **70**, 249 (1958).

—, Zur Frage der zweckmäßigen Behandlung schwerer Schädelhirnverletzungen. Wien. klin. Wschr. **71**, 193 (1959).

—, Die Differentialdiagnose der Komplikationen nach Schädelhirnverletzungen. Wien. klin. Wschr. **72**, 761 (1960).

—, Folgezustände nach Schädelhirnverletzungen vom chirurgischen Standpunkt aus, ihre Objektivierbarkeit und Behandlung. Wien. klin. Wschr. **72**, 473—478 (1960).

—, Schädel-Hirnverletzungen. Grundlagen, Klinik und Behandlung der frischen Verletzungen und ihrer Folgezustände. Wien: Wilhelm Maudrich 1962.

—, Das subdurale Hämatom. Chir. Prax. **6**, 275—279 (1962).

—, Hirnblutung und Blutgerinnungsstörung. Zbl. Chir. **87**, 121—123 (1962).

HOOPER, R.: Observations on extradural haemorrhage. Brit. J. Surg. **47**, 71 (1959).

HOYTEMA, VAN G. J.: Een traumatisch intracerebraal frontaal haematoom. Ned. T. Geneesk. **95**, 2538—2542 (1951).

HUBER, K.: Diagnostische und therapeutische Erfahrungen beim subduralen Haematom. Wien. med. Wschr. **108**, 953 (1958).

HUBER, P.: Die Rolle der Hirnrindenverletzung bei der Entstehung der trauma-tischen chronischen Subduralhämatomes. Langenbecks Arch. klin. Chir. **299**, 693—706 (1962).

—, Erfahrungen mit der künstlichen Beatmung unter Curarisierung bei der Be-handlung schwerer Schädel-Hirnverletzungen. Langenbecks Arch. klin. Chir. **300**, 13—25 (1962).

—, Die Verletzungen der Meningealgefäße beim Epiduralhämatom im Angiogramm. Fortschr. Röntgenstr. **96**, 207—220 (1962).

—, Posttraumatische Kaliberschwankungen der Hirngefäße im Angiogramm. Fortschr. Röntgenstr. **98**, 292—302 (1963).

—, Zerebrale Angiograghie beim frischen Schädel-Hirn-Trauma. Stuttgart: Georg Thieme 1964.

HÜBNER, A.: Grundsätze zur Tetanusbekämpfung. Mschr. Unfallheilk. **62**, 161 bis 171 (1959).

HÜBNER, K., und P. SCHAPS: Die Thrombose der Carotis interna nach stumpfer Gewalteinwirkung. Zbl. Chir. **86**, 2373—2377 (1961).

HUFSCHMIDT, H. J.: Die elektromyographische Begutachtung des Schädeltraumas. Mschr. Unfallheilk. **4**, 147—156 (1963).

HUHN, A.: Die Differentialdiagnose der Hirnnerven- und Sinusthrombosen. Acta neurochir. (Wien) **7**, 355—361 (1961).

—, Die Therapie der intrakraniellen venösen Thrombosen. Fortschr. Neurol. Psychiat. **29**, 643—657 (1961).

ILLCHMANN-CHRIST, A.: Eine Studie über Folgezustände nach stumpfen Schädel-traumen. Bruns' Beitr. klin. Chir. **183**, 402—429 (1951).

IRSIGLER, F. J.: The neurosurgical Approach to intracranial Infektions. Berlin-Göttingen-Heidelberg: Springer 1961.

ISFORT, A.: Traumatischer Diabetes insipidus. Zbl. Chir. **85**, 107—112 (1960).

—, Zur operativen Behandlung penetrierender Schädelhirnimpressionen am Beispiel der Bolzenschußverletzungen. Mschr. Unfallheilk. **63**, 41—49 (1960).

—, Zur Insolationsencephalitis. Med. Klin. **55**, 531—534 (1960).

—, Apoplektischer Insult und Unfall. Mschr. Unfallheilk. **63**, 281—296 (1960).

—, Traumatisches Hirnrindenaneurysma. Mschr. Unfallheilk. **64**, 14—20 (1961).

—, Zur Behandlung der gedeckten und offenen Schädelhirnverletzungen. Landarzt **37**, 206—208 (1961).

—, Zerebrale Arterienverschlüsse durch Gefäßkompression. Fortschr. Röntgenstr. **95**, 128—135 (1961).

—, Ein Beitrag zum akuten traumatischen Subduralhämatom. Chirurg **32**, 544 bis 546 (1961).

—, Bolzenschußverletzungen. Dtsch. Z. ges. gerichtl. Med. **52**, 60—69 (1961).

—, Traumatische cerebrale Gefäßschäden im Kindesalter. Z. Kinderheilk. **86**, 469—488 (1962).

—, Apoplektischer Insult und Unfallzusammenhang. H. Unfallheilk. Nr. **69** (1962).

—, Traumatische Carotisthrombosen. Mschr. Unfallheilk. **65**, 257—267 (1962).

—, Zur Diagnose und chirurgischen Therapie der cerebralen Durchblutungsstörungen. Fortschr. Med. **80**, 797—804 (1962).

—, Ein Beitrag zur traumatischen Spätapoplexie. Dtsch. Z. ges. gerichtl. Med **53**, 154—162 (1963).

—, Zur Behandlung und Begutachtung traumatischer arteriovenöser Fisteln. Mschr. Unfallheilk. **66**, 87—97 (1963).

—, Differentialdiagnose der traumatischen intrakraniellen Blutungen. H. Unfallheilk. **78**, 221 (1964).

—, Funktionelle traumatische Hirngefäßverschlüsse im Angiogramm. Fortschr. Röntgenstr. **101**, 624—630 (1964).

—, und M. P. ENGELMEIER: Zur Diagnostik akuter intrakranieller Phlebothrombosen unter besonderer Berücksichtigung angiographischer Verfahren. Fortschr. Neurol. Psychiat. **31**, 121—129 (1963).

—, und R. MARSCHALL: Der Zahnarzt und das Schädelthirntrauma. Dtsch. Zahnärztebl. **17**, 113—122 (1963).

—, und G. MENGES: Der frühkindliche Hirnabszeß im Angiogramm. Fortschr. Röntgenstr. **96**, 522—530 (1962).

—, M. PLANGE und S. BLÜMCKE: Neuere Aspekte der Arachnitis opticochiasmatica. Klin. Mbl. Augenheilk. **143**, 785—806 (1963).

ISSEL, P.: Zur Deckung von Knochendefekten des Schädels mit Plexiglas. Zbl. Neurochir. **10**, 126—132 (1950).

JACOB, H.: Zur Genese und Begutachtung der Pachymeningitis haemorrhagica interna. Zbl. Neurochir. **10**, 266—279 (1950).

JACOBSEN, H. H.: Interhemispherically situated haematorna; case report. Acta radiol. (Stockh.) **43**, 235—236 (1955).

JACOBY, W.: Bolzenschußverletzungen des Schädels. Chirurg **30**, 423—426 (1959).

JAEGER, F.: Die Verletzungen von Schädel, Hirn und Hirnhäuten. In Handbuch der gesamten Unfallheilkunde, Bd. II. Stuttgart: Ferd. Enke 1955.

—, Die neurochirurgische Behandlung der Schädel-Hirnverletzungen. Z. Laryng. Rhinol. **38**, 456 (1956).

—, Diskussion. Beitr. Neurochir. **1**, 78—79 (1959).

JAENSCH, P.: Pneumatocele der Orbita. Klin. Mbl. Augenheilk. **112**, 62 (1947).

JAMES, T. G. J., und E. A. TURNER: Lancet **1951 II**, 45—50.

JANZEN, R.: Klinische Erfahrungen bei Gehirnverletzungen. Dtsch. Z. Nervenheilk. **161**, 290 (1949).

—, Klinische Erfahrungen bei Gehirnverletzungen. Nervenarzt **20**, 416 (1949).

JENKNER, F. L.: Über die anticholinergische Therapie der schweren geschlossenen Schädelhirntraumen. Langenbecks Arch. Klin. Chir. **286**, 91—98 (1957).

—, Die Verhütung des Auftretens von Hirnoedem nach schweren gedeckten Schädel-Hirntraumen. H. Unfallheilk. **56**, 155 (1958).

—, Die traumatische Hirnblutung. Wien. med. Wschr. **109**, 949—951 (1959).

—, Über die pathophysiologische Grundlage der Therapie bei geschlossenen frischen Schädelhirntraumen. Mschr. Unfallheilk. **64**, 90—97 (1961).

—, Ergebnisse der fortlaufenden Beobachtung der Hirndurchblutung mittels Rheoencephalographie. Neurochirurgia (Stuttg.) **5**, 19—38 (1962).

JONASCH, E.: Impressionsfrakturen des Schädels bei Kindern. Chir. Praxis **2**, 227 (1960).

JORES, L.: Arterien, in Handbuch der pathologischen Anatomie, Bd. II, S. 608. Berlin: Springer 1924.

JUNG, R., und R. MEYER-MIKELEIT: Epilepsie. In Das ärztliche Gutachten im Versicherungswesen, Bd. II. München: J. A. Barth 1955.

KAESER, H., und J. THOMAS: Komplikationen bei cerebraler Angiographie. Acta neurochir. (Wien) **4**, 27—49 (1954).

KASPAR, M.: Pneumocephalus nach Schädeltrauma. Zbl. Chir. **63**, 2544—2551 (1936).

KATSCHER, H. J.: Über Hirnbeteiligung bei Gesichtsschädelverletzungen. Mschr. Unfallheilk. 58, 237—242 (1955).

KATZENSTEIN, E.: Das Schädelhirntrauma. Basel: B. Schwabe 1956.

KAZMEIER, F.: Differentialdiagnose traumatischer und iatrogener Schäden, in Differentialdiagnose neurologischer Krankheitsbilder von G. BODECHTEL. Stuttgart: Georg Thieme 1958.

KAUTZKY, R.: Der Hirnabszeß. Ergebn. inn. Med. Kinderheilk. 2, 145—182 (1951).

—, und H. SCHRÖDER: Ungewöhnliche Formen des epiduralen Hämatoms. Zbl. Neurochir. 15, 196—199 (1955).

—, und K. J. ZÜLCH: Neurologisch-neurochirurgische Röntgendiagnostik und andere Methoden zur Erkennung intrakranieller Erkrankungen. Berlin-Göttingen-Heidelberg: Springer 1955.

KEHRER, F.: Die Bedeutung des „Frischbefundes" bei gedeckten traumatischen Hirnschädigungen. Med. Klin. 53, 1479—1488 und 1547—1550 (1958).

KESSLER, H., und J. MARKOWA: Zur Problematik des Hirnoedems. Anaesthesist 9, 269—273 (1960).

KETZ, E.: Pathoplastische Faktoren bei schweren hirntraumatischen Endzuständen. Schweiz. Arch. Neurol. Psychiat. 87, 252 (1961).

—, Hirndauerschäden nach Straßenverkehrsunfällen. Schweiz. med. Wschr. 91, 270 (1961).

KIEHN, C. L., und A. GRINO: Iliac bone grafts replacing tantalum plates for gunshot wounds of the skull. Amer. J. Surg. 85, 395 (1953).

KIENLE, G.: Das Orbitalhirnsyndrom und seine Bedeutung für die Unfallchirurgie. Chirurg 29, 393—397 (1958).

KILLIAN, H.: Pneumatopathien. Neue Dtsch. Chir. 60 (1939).

—, Pneumatocele des Stirnhirns mit sekundärer Perforation in einen Ventrikel. Dtsch. Z. Chir. 252, 449—462 (1939).

KISS, A., D. AFRA und G. BORNEMISZA: Experimentelle und klinische Ergebnisse mit konservierten Durahomotransplantaten. Bruns' Beitr. klin. Chir. 196, 178 bis 188 (1958).

KISSOCK, MC. W.: Ann. roy. Coll. Surg. Engl. 11, 218 (1952).

—, A. RICHARDSON und W. H. BLOOM: Subduralhämatoma. Lancet 1960 I, 1365.

—, und J. C. TAYLOR, W. H. BLOOM und K. TILL: Extradural Hämatoma, Observations on 125 Cases. Lancet 1960 II, 167—172.

KITTEL, G.: Traumatische intrakranielle Luftansammlungen. Z. Laryng. Rhinol. 39, 234 (1960).

KLINGLER, M.: Oedem und Blutung im Angiogramm. Schweiz. Arch. Neurol. Psychiat. 80, 353 (1957).

—, Dekompression bei Hirnoedem nach Contusio cerebri: Helv. chir. acta 25, 176 (1958).

—, Das Schädel-Hirntrauma. Stuttgart: Georg Thieme 1960.

—, und H. R. SCHULTHEISS: Über die Blutungsquelle beim akuten subduralen Hämatom. Dtsch. med. Wschr. 83, 574 (1958).

KLOSS, K.: Zur Frage des verlängerten „luciden" Intervalles". Wien. klin. Wschr. 70, 928 (1958).

KLUG, W.: Das subdurale Hämatom. Beitr. Neurochir. 1, 62—69 (1959).

—, Beitrag zur Behandlung der Schädeldachosteomyelitis unter besonderer Berücksichtigung des kosmetischen Ergebnisses. Langenbecks Arch. klin. Chir. 293, 602 bis 611 (1960).

—, F. LOEW und S. WÜSTNER: Zur Frage der Häufigkeit chronischer, subduraler Hämatome nach Schädelverletzungen. Zbl. Neurochir. 21, 51—56 (1961).

—, und T. TZONOS: Über zwei, durch große, transorbital eingedrungene Fremdkörper verursachte Hirnverletzungen. Zbl. Neurochir. 21, 56—61 (1961).

KÖBKE, H.: Das Schädelhirntrauma (Behandlung, Folgen und Begutachtung). Leipzig 1944.

KNAUER, A., und E. ENDERLEN: Die pathologische Physiologie der Hirnerschütterung nebst Bemerkungen über verwandte Zustände. J. Psychol. Neurol. (Lzg.) 29, 1—54 (1922).

KRAMER, G.: Zur Erstversorgung schwerster Schädelhirntraumen. Med. Welt 14, 739—744 (1962).

—, Zur Diagnostik raumfordernder intrakranieller Prozesse mit Hilfe des Echo-impulsverfahrens. Chirurg **34**, 290—298 (1963).

KRAULAND, W.: Verletzungen der A. carotis interna im Sinus cavernosus und Ver-letzungen der großen Hirnschlagadern mit Berücksichtigung der Aneurysmen-bildung; in Handbuch der speziellen pathologischen Anatomie und Histologie, Bd. 13, Teil 3. Berlin-Göttingen-Heidelberg: Springer 1955.

—, Die Aneurysmen der Schlagadern am Hirn- und Schädelgrund; in Handbuch der speziellen pathologischen Anatomie und Histologie, Bd. 13, Teil 1. Berlin-Göttingen-Heidelberg: Springer 1957.

—, Über die Quellen des akuten und chronischen subduralen Hämatoms. Stuttgart: Georg Thieme 1961.

—, Traumatische intrakranielle Blutungen aus pathologischer Sicht. H. Unfall-heilk. **78**, 213 (1964).

KRAUS, H.: Die Arachnitis chronica cerebralis und spinalis und ihre operative Be-handlung. Langenbecks Arch. klin. Chir. **261**, 31—67 (1949).

—, Offene Schädel-Hirn-Verletzungen. Wien. klin. Wschr. **75**, 492—494 (1963).

KRAUS, K. A.: Über Fettembolie des Gehirns nach Unfällen. Mschr. Unfallheilk. **58**, 353—361 (1955).

KRAYENBÜHL, H.: Hilfsmethoden der Diagnostik raumbeschränkender intrakra-nieller Erkrankungen. Schweiz. med. Wschr. **5**, 89 (1937).

—, und Hs. R. RICHTER: Die zerebrale Angiographie. Stuttgart: Georg Thieme 1952.

—, und G. G. NOTO: Das intrakranielle subdurale Haematom. Bern: H. Huber 1949.

KREBS, H., und J. MLETZKO: Schwere Schädeltraumen bei Kindern. Langenbecks Arch. klin. Chir. **300**, 588—612 (1962).

KRETSCHMER, E.: Lokalisation und Beurteilung psychophysischer Syndrome bei Hirnverletzungen in das Hirntrauma. Stuttgart. Georg Thieme 1956.

KRÖSL, W., und P. MIFKA: Zur Frage der klinischen Bedeutung der Brüche der Schädelkapsel. Chir. Praxis **4**, 452 (1959).

KRÜGER, D. W.; Zur Versorgung von Verletzungen im Bereich der vorderen Schädelbasis. Zbl. Neurochir. **7**, 211—228 (1942).

—, Über das cerebelläre epidurale Hämatom. Zbl. Neurochir. **18**, 165—162 (1958).

—, Dtsch Z. Nervenheilk. **160**, 337 (1949).

—, Über Zeitpunkt und Art der Versorgung frontobasaler Verletzungen. Klin. Med. (Wien) **11**, 14 (1959).

—, Über neurochirurgische Maßnahmen bei einer neuen Methode der zweizeitigen Versorgung frontobasaler Verletzungen. Mschr. Ohrenheilk. **95**, 219 (1961).

KÜPPERMANN, W.: Behandlung und Bewertung leichter Kopfverletzungen. Med. Welt **9**, 407—410 (1961).

KUHLENDAHL, H.: Klinische Beiträge zur Frage des subduralen Hydroms und Hämatoms. Zbl. Neurochir. **10**, 283—289 (1950).

—, Frontobasale Schädelhirnverletzung und traumatische Liquorfistel. Beitr. Neurochir. **1**, 37—54 (1959).

KUHNERT, W.: Fortschritte der Schädelrheographie. Z. Kreisl.-Forsch. **50**, 572 bis 580 (1961).

LANGE DE, J.: Notes on a more active treatment of concussion of the brain. Fol. psychiat. Neerl. **57**, 1 (1954).

—, Pneumocefalie. Ned. T. Geneesk. **107**, 1509—1512 (1963).

LANGE, K., und H. RIEGER: Schädeltrauma und Hämaturie. Chirurg **31**, 216 bis 218 (1960).

LANGE-COSACK, H.: Rehabilitation hirnverletzter Kinder. In Nachbehandlung und Rehabilitation in der Neurologie. Lübeck: Hansisches Verlagskontor 1959.

LAUBER, H. J.: Die plastische Deckung knöcherner Schädeldefekte. Zbl. Chir. **72**, 419 (1947).

LAUDIG, G. H., E. J. BROWDEN und R. A. WATSON: Subduralhematoma, a study of 143 cases encounterd during a five-year period. Ann. Surg. **113**, 170—191 (1941).

LAURIN MC., R. L., und B. H. BRIDE: Traumatic intracerebral hematoma. Review of 16 surgically treated cases. Ann. surg. **143**, 294 (1956).

—, und F. T. Tutor: Acute subdural heamtoma. Review of ninety cases. J. Neurosurg. **18**, 61—67 (1961).

Lausberg, G.: Über offene Hirnverletzungen durch Schußapparatbolzen. Chirurg **34**, 151—154 (1963).

Lazorthes, G.: Les hémorrhagies intracraniennes. Paris: Masson et Cie 1956.

—, und L. Campan: La diabète insipide traumatique. Neuro-Chirurgie **1**, 243 (1955).

Lechner, H.: Zur Klinik der subduralen Blutungen. Dtsch. Z. Nervenheilk. **176**, 637 (1957).

Lechner, F., und J. Schuster: Die Fettembolie und ihre gezielte Behandlung mit „essentiellen" Phospholipiden (EPL-Substanz). Chir. Praxis **7**, 13—19 (1963).

Lechtenberg, H. W.: Das gedeckte Schädelhirntrauma und seine Therapie. Chirurg **34**, 241—247 (1963).

Leitholf, O.: Traumatische Opticusschädigungen. Zbl. Neurochir. **20**, 19—23 (1959).

Lembcke, W.: Von den stumpfen Hirnverletzungen: Chirurg **20**, 327—337 (1949).

Lewin, W.: Cerebrospinal fluid rhinorrhoea in closed head injuries. Brit. J. Surg. **42**, 171 (1954).

Lin, T. H., A. W. Cook und E. J. Browder: Intracranial hemorrhage of traumatic origin. Med. Clin. N. Amer. **603** (1958).

Lindgren, E.: Röntgenologie einschließlich Kontrastmethoden. Handbuch der Neurochirurgie, Bd. II. Berlin-Göttingen-Heidelberg: Springer 1954.

Lindgren, St. O.: Acute severe head injuries. Acta chir. scand. **254**, 1—49 (1960).

Link, K.: Zum Schicksal der traumatischen subduralen Blutung. Mschr. Unfallheilk. **61**, 1—10 (1958).

—, Traumatische subdurale Blutung aus Brückenvenen bei abnormem Duraknochen Mschr. Unfallheilk. **62**, 201—216 (1959).

Lob, A., und J. Probst: Diagnostisch-therapeutische Probleme der Gehirnerschütterung. Ärztl. Wschr. **13**, 1005—1009 (1958).

—, —, Die Behandlung traumatischer Hautlücken am Schädel. Langenbecks Arch. Klin. Chir. **297**, 85—90 (1961).

Loebel, G.: Zum Problem der Commotio cerebri. Med. Mschr. **10**, 355 (1956).

Löhr, W.: Hirngefäßverletzungen in arteriographischer Darstellung. Zbl. Chir. **63**, 2466—2482, 2593—2608 und 2642—2652 (1936).

Loennecken, S. J.: Plasmaexpander bei Schädelhirnverletzungen. Anaesthesist **8**, 270—272 (1959).

—, Behandlung des Respirationsapparates im akuten Stadium der schweren Schädelhirnverletzungen. Beitr. Neurochir. **1**, 15—23 (1959).

Loew, F.: Die Behandlung der offenen und gedeckten Hirnschädigungen während der neurochirurgischen Phase; in das Hirntrauma. Stuttgart: Georg Thieme 1956.

—, Leitende Gesichtspunkte für die Behandlung der frischen gedeckten Hirnverletzungen; in das Hirntrauma. Stuttgart: Georg Thieme 1956.

—, Über eine Methode zur Erkennung von Art und medikamentöser Beeinflußbarkeit posttraumatischer cerebraler Störungen. Dtsch. Z. Nervenheilk. **175**, 595 (1957).

—, Wandlung des Commotionsbegriffes seit Reichardt. H. Unfallheilk. **56**, 108 (1958).

—, Anzeigestellung zur operativen Behandlung der Schädigung des Nervus opticus. Beitr. Neurochir. **1**, 101—106 (1959).

—, und S. Wüstner,: Diagnose, Behandlung und Prognose der traumatischen Hämatome des Schädelinneren. Acta neurochir. (Wien) **8** (1960).

Lofstrom, J. E., J. E. Webster und E. S. Gurdjian: Angiography in the evaluation of intracranial trauma. Radiology **65**, 847—856 (1955).

Loman, J., und A. Myerson: Visualization of cerebral vessels by direct intracarotid injektion of thoriumdioxide (Thorotrast). Amer. J. Roentgenol. **35**, 188 bis 193 (1936).

Lorenz, R.: Differentialdiagnose der arteriographisch darstellbaren intrakraniellen Geschwülste: Glioblastom, Meningeom, Sarkom. Zbl. Neurochir. **5**, 30—61 (1040).

Losee, F. L., und L. A. Hurley: Bone tread with ethylendiamine as a suecessful foundation material in cross-species bone grafts. Nature (Lond.) **177**, 1032 (1956).

LUTHER, P., und F. HAUSELT: Neue Erkenntnisse zur Frage der Pathophysiologie und Therapie des Schädelhirntraumas. Med. Klin. **56**, 20—22 (1961).

MAATZ, R.: Klinische Erfahrungen mit dem eiweißarmen Tierspan. Langenbecks Arch. klin. Chir. **292**, 831—836 (1959).

MARGUTH, F.: Innersekretorische Krankheitsbilder nach Schädeltraumen. H. Unfallheilk. **56**, 190 (1958).

—, Differentialdiagnose und Behandlung der traumatischen intrakraniellen Hämatome. Hippokrates **32**, 2 (1961).

MARKWALDER, H.: Die frontobasalen Schädel-Hirn-Verletzungen. Schweiz. med. Wschr. **93**, 614 (1963).

MAYER, E. G.: Diagnose und Differentialdiagnose in der Schädelröntgenologie. Berlin-Göttingen-Heidelberg: Springer 1959.

MERREM, G.: Zur Behandlung offener Hirnverletzungen. Zbl. Chir. **88**, 1—8 (1963).

METZEL, E., und R. HEMMER: Transbasale Bolzenschußverletzung. Mschr. Unfallheilk. **65**, 81—84 (1962).

MIFKA, P., und E. SCHERZER: Die Bewußtseinsstörung bei der Gehirnverletzung. Wien. med. Wschr. **111**, 403—408 (1961).

—, Psychosen nach frischen Gehirnverletzungen. Wien. klin. Wschr. **73**, 413 (1961).

MONIZ, E.: L'encéphalographie artérielle, son importance dans la localisation des tumeurs cerebrales. Rev. neurol. **11**, 73 (1927).

—, Die cerebrale Arteriographie und Phlebographie. Handbuch der Neurologie, Erg. Band II. Berlin: Springer 1940.

MORLEY, T. H., und R. F. HETHERINGTON: Traumatic cerebrospinal fluid rhinorrhea and otorrhea, pneumocephalus and meningitis. Surg. Gynec. Obstet. **104**, 88 (1957).

MÜLLER, E.: Bagatelltrauma des Kopfes und Epilepsie. Mschr. Unfallheilk. **59**, 232 (1956).

—, Kopfprellung und ihre Folgen. Mschr. Unfallheilk. **62**, 340—354 (1959).

—, Epidurales Hämatom. Dtsch. Z. ges. gerichtl. Med. **54**, 63—67 (1963).

MÜLLER, N.: Das subdurale Hämatom als Todesursache nach Boxkampf. Dtsch. Z. ges. gerichtl. Med. **44**, 763 (1956).

—, Zwischenfälle bei der Arteriographie. Vortrag 10. Jahrestag. Dtsch. Ges. Neurochir. Zürich 1958.

—, Über kreislaufbedingte Nekrosen des Gehirns nach stumpfer Schädelverletzung. Fortschr. Med. **79**, 291—296 (1961).

—, Sekundäre Veränderungen des Gehirns nach gedeckter Verletzung. Intern. Kongr. f. Neuropathologie. Stuttgart: Georg Thieme 1962.

MUNSLOW, R.: J. Neurosurg. **8**, 542 (1952).

MURPHY, F., und J. H. MILLER: J. Neurosurg. **16**, 1 (1959).

MURRAY, D. S.: Post-traumatic-thrombosis of the lnternal carotid and vertebral arteries after nonpenetrating injuries of the neck. Brit. J. Surg. **44**, 556 (1957).

NELSON, S. W., und A. K. FREIMAMS: Angiographic features of convexity subdural hematomas with emphasis on the differential diagnosis between unilateral and bilateral hematomas. Amer. J. Roentgenol. **90**, 445—461 (1963).

NEUGEBAUER, W.: Bewertung von Hirnverletzungen. Dtsch Z. ges. gerichtl. Med. **54**, 52—58 (1963).

NIEBELING, H. G.: Diagnostik und Therapie der Arachnoiditis opticochiasmatica. Zbl. Neurochir. **17**, 12—26 (1957).

—, Das subdurale Empyem. Neurochirurgia (Stuttg.) **2**, 47 (1959).

NIKOLAI, N., und P. F. NOCKEMANN: Der primäre traumatische Pneumocephalus. Langenbecks Arch. klin. Chir. **296**, 493—516 (1961).

NOCKEMANN, P. F.: Die Hirnerschütterung, Ergebnisse aus der Behandlung von 3056 Fällen. Zbl. Chir. **85**, 1232—1245 (1960).

—, Die Wiedereingliederung Schädel-Hirn-Verletzter. Med. Welt **23**, 1288—1294 (1960).

—, Allgemeinchirurgische Probleme bei der Schädeldachplastik. Langenbecks Arch. klin. Chir. **297**, 12—28 (1961).

NOETZEL, H.: Über die Hirnkontusion beim einfachen äußeren Prellschuß. Nervenarzt **19**, 12 (1948).

Novotny, O.: Iatrogene Folgen der Versorgung von Stirnhöhlenverletzten. Wien. klin. Wschr. **71**, 208 (1959).

Oettel, H.: Gesundheitsgefährdung durch Verwendung von Kunststoffen in der Chirurgie. Düsseldorf und Oberhausen: VVA Druck 1960.

Ohm, G.: Gutachtliche Fragen bei traumatischen Hirnschädigungen. Münch. med. Wschr. **104**, 317—320 (1962).

Olivecrona, H.: Die Bedeutung des Röntgenbildes für die Anzeigestellung und Behandlung der Gehirntumoren. Fortschr. Röntgenstr. **52**, 355—368 (1935).

Opitz, E., und M. Schneider: Über die Sauerstoffversorgung des Gehirns und den Mechanismus von Mangelwirkungen. Ergebn. Physiol. **46**, 126 (1950).

Pampus, F.: Die Indikationen zur operativen Behandlung frischer Kopfverletzungen. Chirurg **29**, 457—461 (1958).

—, Die Pathologie des Blutes bei Erkrankungen und Verletzungen des Zentralnervensystems. Beitr. Neurochir. H. 6 (1963).

—, und N. Müller: Über einen Todesfall nach Boxkampf. Dtsch. Z. Nervenheilk. **174**, 177 (1956).

Pennybacker, J.: Abscess of the brain. In.: Modern trends in Neurology. London: Butterworth 1951.

Penzholz, H.: Traumatische intrakranielle Blutungen aus klinischer Sicht. H. Unfallheilk. **78**, 209 (1964).

Peters, G.: Die gedeckten Gehirn- und Rückenmarksverletzungen. In Handbuch der speziellen pathologischen Anatomie und Histologie, Bd. 13, Teil 3. Berlin-Göttingen-Heidelberg: Springer 1955.

Petit-Dutaillis, D., und E. Bernard-Weil: Metabolisme de l'eau dans les traumatismes du crâne. Paris: Masson et Cie. 1958.

Pia, H. W.: Klinik und Behandlung der schweren gedeckten Hirnverletzungen. Langenbecks Arch. klin. Chir. **280**, 623—634 (1955).

—, Therapeutische Maßnahmen bei gedeckten Schädelhirnverletzungen. Chirurg **27**, 415—420 (1956).

—, Differentialdiagnose und Therapie der cerebralen Fettembolie. Langenbecks Arch. klin. Chir. **287**, 677 (1957).

—, Die Schädigungen des Hirnstammes bei den raumfordernden Prozessen des Gehirns. Acta neurochir. (Wien) IV (1957).

—, Liquorfisteln und Pneumatocelen. Chir. Praxis **3**, 367 (1958).

—, Beitr. Neurochir. **1**, 71—72 (1959).

—, Das traumatische subdurale Hydrom. Zbl. Neurochir. **21**, 74—84 (1961).

—, Fehler und Gefahren bei der Diagnose und Behandlung gedeckter Hirnverletzungen. Langenbecks Arch. klin. Chir. **298**, 110—120 (1961).

—, und W. Tönnis: Die wachsenden Schädelfrakturen im Kindesalter. Zbl. Neurochir. **13**, 1—23 (1953).

Pouyanne, H., P. Leman, M. Got und A. Guazé: Anévrysme artériel traumatique de la meningée moyenne gauche. Neurochirurgie **5**, 311 (1959).

Pribilla, O., und K. Zöllner: Chirurgische und pathologisch-anatomische Befunde bei Verkehrsunfällen. Dtsch. Z. ges. gerichtl. Med. **54**, 72—77 (1963).

Puech, P.: Traumatismes craniocérébraux. Paris: Legrand & Cie. 1950.

Quadbeck, G., und A. G. Kainarou: Untersuchungen über den Grundvorgang der Commotio. Med. Welt **1958**, 1988.

Quandt, J.: Die cerebralen Durchblutungsstörungen des Erwachsenenalters. Berlin: VEB Verlag Volk und Gesundheit 1959.

Quensel, F.: Kopftrauma und Schlaganfall. Mschr. Unfallheilk. **50**, 105—120 (1943).

Rehwald, E.: Das Hirntrauma. Beiträge zur Behandlung, Begutachtung und Betreuung Hirnverletzter: Stuttgart: Georg Thieme 1956.

Reichardt, M.: Über die Entstehung des Hirndrucks bei Hirngeschwülsten und anderen Hirnkrankheiten und über die bei diesen zu beobachtende besondere Form der Hirnschwellung. Dtsch. Z. Nervenheilk. **28**, 306 (1905).

—, Das Hirnoedem. In Handbuch der speziellen pathologischen Anatomie und Histologie, Bd. 13. Berlin-Göttingen-Heidelberg: Springer 1957.

Riechert, T.: Die Arteriographie der Hirngefäße. Berlin-München: Urban und Schwarzenberg 1949.

—, Die posttraumatische Rhinorrhoe. Münch. med. Wschr. **99**, 654—656 (1957).

—, und R. HEMMER: Operationen am Canalis opticus bei Funktionsstörungen der Sehnerven. Acta neurochir. (Wien) **3**, 100 (1955).

RIISHEDE, J., und S. ETHELBERG: Angiographic changes in sudden and severe hernation of brain stem through tentorial incisure. Arch. Neurol. Psychiat. (Chic.) **70**, 399—409 (1953).

RITTER, C.: Beiträge zur Gewebstransplantation. Med. Klin. **17**, 663—665 (1910).

RÖTTGEN, P.: Zur Behandlung der Carotis-Sinus cavernosus-Aneurysmen. Langenbecks Arch. klin. Chir. **260**, 613—633 (1948).

—, Erfahrungen an frischen unkomplizierten Hirnwunden. Langenbecks Arch. klin. Chir. **274**, 388—396 (1953).

—, Impressionsbrüche und akute Hämatome. Beitr. Neurochir. **1**, 56—62 (1959).

—, und N. MÜLLER: Über die chirurgische Behandlung der posttraumatischen Epilepsie. Acta neurochir. (Wien) **5**, 318 (1957).

ROHR, H., und T. YOSHIDA: Die Deckung großer Knochendefekte am Schädel mit tiefgekühlten Fremdknochen. Chirurg **31**, 76—82 (1960).

ROSENBLUTH, P. R., B. ARIAS, E. V. QUARTETTI und A. L. CARNEY: Current management of subdural hematoma. J. Amer. med. Ass. **179**, 759—762 (1962).

ROSOMOFF, H. L.: Ethylene ocide sterilized freeze-dried dura mater for the repair of pachymeningeal defects. J. Neurosurg. **16**, 197—208 (1959).

ROSSI, U., und H. SCHMIDT: Zur Symptomatik des extraduralen Hämatoms im Karotisangiogramm. Zbl. Chir. **87**, 2028—2032 (1962).

RUPPRECHT, A., und E. SCHERZER: Über einen Fall von Karotisstenose infolge Hirndrucksteigerung. Wien. Z. Nervenheilk. **20**, 169—177 (1962).

—, Zur Verträglichkeit der modernen Röntgenkontrastmittel bei der cerebralen Angiographie. Chirurg **34**, 289—290 (1963).

RUSSE, O.: Bolzenschußverletzungen. Klin. Med. (Wien) **15**, 220—223 (1960).

SACK, H.: Zur Frage der vegetativen Störungen nach Hirnverletzungen; in das Hirntrauma. Stuttgart: Georg Thieme 1956.

SCARCELLA, G.: Cerebral fat embolism in the differential diagnosis with other posttraumatic cerebral lesions. Acta neurochir. (Wien) **8**, 1 (1960).

SCHEID, W.: Die Zirkulationsstörungen des Gehirns und seiner Häute; in Handbuch der inneren Medizin, Bd. V, Teil 3. Berlin-Göttingen-Heidelberg: Springer 1953.

—, Zur Klinik der cerebralen Durchblutungsstörungen. Nervenarzt **32**, 389—394 (1961).

SCHIEFER, W.: Der diagnostische Wert einer funktionellen Serienangiographie bei intrakraniellen Prozessen. Acta Radiol. (Stockh.) **46**, 299—309 (1956).

—, Klinische Beobachtungen beim chronischen subduralen Hämatom. H. Unfallheilk. **55**, 119—121 (1956).

—, Zur Behandlung der intracerebralen posttraumatischen Hämatome. H. Unfallheilk. **56**, 187—190 (1957).

—, Das epidurale Hämatom der hinteren Schädelgrube. Vortr. 126. Tagung Niederrheinisch-Westfälischer Chirurgen. 10. 3. 1962 in Düsseldorf.

—, E. KAZNER und H. BRÜCKNER: Die Echoencepholog009raphie, ihre Anwendungsweise und klinischen Ergebnisse. Fortschr. Neurol. Psychiat. **31**, 457—491 (1963).

—, und W. STEINMANN: Über Kreislaufwirkungen und bioelektrische Veränderungen bei Anwendung verschiedener Kontrastmittel zur cerebralen Angiographie. Zbl. Neurochir. **18**, 173—188 (1958).

—, und W. WALTER: Zur Differentialdiagnose intrakranieller Blutungen. Dtsch. Z. Nervenheilk. **176**, 666 (1957).

SCHIERSMANN, O.: Die Behandlung der leichten gedeckten Hirnverletzung. Beitr. Neurochir. **1**, 23—27 (1959).

SCHIMA, E.: Probleme bei der Behandlung der frontobasalen und laterobasalen Schädelfrakturen. Zbl. Chir. **86**, 1731—1738 (1961).

—, Die Schädelbasisfraktur und ihre akuten Komplikationen. Erfahrungen an 571 Fällen. H. Unfallheilk. **67** (1961).

SCHLEYER, F., und G. KERSTING: Zur Systematik der anatomischen Makrobefunde an Schädel und Hirn bei Schädeltraumen durch stumpfe Gewalt. Bruns' Beitr. klin. Chir. **206**, 410—423 (1963).

SCHMIDT, H., und U. ROSSI: Intrazerebrale Extravasate nach Hirnkontusion im

Karotis-Angiogramm. Fortschr. Röntgenstr. **94,** 505—508 (1961).

Schmidt, K.: Zur Wirkung einiger Osmotherapeutika. Anaesthesist **12,** 216—222 (1963).

Schneider, R. C., und L. J. Lemmen: Traumatic internal carotid artery thrombosis secondary to non penetrating injuries to the neck. J. Neurosurg. **9,** 495 (1952).

—, und J. M. Thompson: Chronic and delayed traumatic cerebrospinal rhinorrhea as a source of rekurrent attacks of meningitis. Ann. Surg. **145,** 518 (1957).

Schneider, Th., und P. Thies: Zur Pathogenese und Therapie der Commotio cerebri. Med. Welt **8,** 344 (1959).

Schober, W., und H. Siedek: Zur Frage der posttraumatischen Pseudoendokrinopathie. Wien. klin. Wschr. **72,** 691 (1960).

Schröder, C. H.: Zur Operation der traumatischen arteriovenösen Aneurysmas zwischen Carotis interna und Sinus cavernosus. Langenbecks Arch. klin. Chir. **273,** 721—725 (1953).

Schürmann, K.: Besondere Kreislaufreaktionen im akuten Stadium der Schädel-Hirnschädigungen. Acta neurochir. (Wien) **11,** 294—304 (1963).

Schulze, A.: Seltene Verlaufsformen epiduraler Hämatome. Zbl. Neurochir. **17,** 40—47 (1957).

Sedzimir, C. B.: Head injury as a cause of internal carotid thrombosis. J. Neurol. Neurosurg. Psychiat. **18,** 293 (1955).

Seeger, W. E., und G. Schultheiss: Endokrine Stoffwechseldrosselung in der Behandlung akuter zentraler Störungen. Zbl. Chir. **85,** 1146 (1960).

Sellier, K., und F. Unterharnscheidt: Mechanik und Pathomorphologie der Hirnschäden nach stumpfer Gewalteinwirkung auf den Schädel. H. Unfallheilk. **76** (1963).

Serfling, H. J., und K. H. Parnitzke: Über die arteriovenöse Fistel im Sinus cavernosus (Exophthalmus pulsans-Syndrom). Klin. Mbl. Augenheilk. **128,** 641 bis 657 (1956).

Sevitt, S.: The significance and classifikation of fat embolism. Lancet **1960 I,** 825.

Sewell jr. W. H., und D. R. Koth: Experimental homologous dura presevered by freeze-drying for repairing dural defects (1954) zit. nach Rosomoff 1959.

Shimidzu, K.: Beiträge zur Arteriographie des Gehirns — einfache perkutane Methode. Langenbecks Arch. klin. Chir. **188,** 293—316 (1937).

Sicard, A.: La cranioplastie. Technique au moyen d'un transplantat homogène conservé. Presse méd. **1951,** 1549.

Siegert, P.: Erkrankungen der Orbita; in der Augenarzt, Bd. III, S. 651. Stuttgart: Georg Thieme 1960.

Sigwarth, H.: Zur Symptomatologie des subduralen Hämatoms. Zbl. Neurochir. **10,** 290—292 (1950).

Simon, G.: Suicide, Tötungen und Verletzungen durch Viehschußapparate. Arch. Psychiat. Nervenkr. **197,** 124—147 (1958).

—, Schädelverletzungen durch Viehbetäubungsgeräte. Neurochirurgia (Stuttg.) **2,** 106—121 (1959).

—, Über die plastische Deckung der Schädeldachlücken durch Kunststoffe. Mschr. Unfallheilk. **63,** 206—214 (1960).

Sorgo, W.: Kontrastmitteldiagnostik cerebraler Erkrankungen. Wien: Deuticke 1941.

—, Über den primären Wundschluß bei der offenen Hirnverletzung. Zbl. Neurochir. **7,** 73—109 (1942).

Spatz, H.: Über Entstehung und Bedeutung traumatischer Rindendefekte. Allg. Z. Psychiat. **94,** 208—232 (1931).

—, Pathologische Anatomie der gedeckten Hirnverletzungen mit besonderer Berücksichtigung der Rindenkontusion. Arch. Psychiat. Nervenkr. **105,** 80—83 (1936).

Staudacher, F. X.: Verletzungen mit Bolzenschußgeräten. Mschr. Unfallheilk. **63,** 17—24 (1960).

Steinbereithner, K.: Die Bedeutung der Anästhesiologie bei Schädel-Hirn-Traumen. Wien. klin. Wschr. **75,** 457—460 (1963).

Steinbrecher, W.: Beidseitiger Carotisverschluß bei extraduralem Hämatom. Acta neurochir. (Wien) 7, 326—327 (1961).

Strauss, K. J.: Über die Behandlung von Schädel-Hirn-Traumen. Ärztl. Wschr. 13, 419—423 (1958).

Streli, R.: Duraplastik. Wien. klin. Wschr. 71, 29—31 (1959).

—, Elektrothermische Schädelverletzungen. Chir. Praxis 4, 461 (1960).

Sturm, A.: Spätfolgen der Hirnverletzung. Med. Welt 14, 699—704 (1961).

Sugar, O.: Cerebral angiography in the diagnosis of intracranial lesions. Surg. Clin. N. Amer. 1954, 1051—1062.

Sunder-Plassmann, P.: Zur Behandlung des subduralen Hämatoms. Dtsch. med. Wschr. 73, 185 (1948).

—, Die operative Behandlung der traumatischen Spätabszesse des Gehirns. Med. Klin. 44, 1—8 (1949).

—, Akute Hirnblutung und ihre chirurgische Behandlung. Dtsch. med. J. 11, 249—252 (1960).

—, und A. Isfort: Klinische Beobachtungen bei intrakraniellen extracerebralen Blutungen. Chirurg 31, 438—447 (1960).

—, und Th. Tiwisina: Die Behandlung der Aneurysmen im Sinus cavernosus (Exophthalmus pulsans). Chirurg 23, 376—382 (1952).

Tarnow, G.: Vorübergehender Hirsutismus nach Contusio cerebri. Nervenarzt 28, 327—329 (1957).

Teng, P., und Ch. Papatheodorou: The use of teflon as a dural substitute and its other neurosurgical applikations. J. Neurol. Neurosurg. Psychiat. 26, 244—248 (1963).

Therkelsen, J., und N. Horness: Traumatic occlusion of the internal carotid artery in a child. Circulation 28, 101—104 (1963).

Thum, H. J.: Pneumocephalus nach nicht erkanntem Schädelbruch. Mschr. Unfallheilk. 62, 14—18 (1959).

—, Die Beurteilung und Behandlung Schädelverletzter. Dtsch. med. Wschr. 85, 31 (1960).

Tiwisina, Th.: Die cerebralen Durchblutungsschäden nach Schädeltraumen. Chirurg 27, 390—395 (1956).

—, Traumatische cerebrale Gefäßprozesse. Beitr. Neurochir. 1, 114—117 (1959).

—, und A. D. Stäcker: Die frischen Schädel-Hirnverletzungen im Gefäßbild. Chirurg 30, 344—349 (1949).

Tönnis, D.: Rückenmarkstrauma und Mangeldurchblutung. Beitr. Neurochir. H. 5 (1963).

Tönnis, W.: Richtlinien für die Behandlung der Schußverletzungen des Gehirns und die Beurteilung ihrer Folgezustände. München: J. F. Lehmann 1942.

—, Die Behandlung der frischen gedeckten Hirnverletzung. Zbl. Chir. 72, 803—811 (1947).

—, Die Chirurgie des Gehirns und seiner Häute; in Die Chirurgie, Bd. 3. Wien: Urban u. Schwarzenberg 1948.

—, Beobachtungen an frischen gedeckten Hirnschädigungen. Langenbecks Arch. klin. Chir. 264, 368—374 (1950).

—, Klinik der offenen und gedeckten Hirnschädigungen. Chirurg 22, 197—203 (1951).

—, Zur Behandlung der frischen, gedeckten, traumatischen Hirnschädigungen. Langenbecks Arch. klin. Chir. 270, 372—385 (1951).

—, Die Behandlung der gedeckten traumatischen Hirnschädigung. H. Unfallheilk. 45, 111 (1953).

—, Zur Unterscheidung zwischen Commotio und Contusio cerebri. H. Unfallheilk. 52, 130—135 (1956).

—, Die Behandlung der frischen Schädelverletzungen. Ärztl. Fortbild. 2, 1—3 (1957).

—, Inwieweit ist die Kontrastmitteldiagnostik bei frischen Kopfverletzungen notwendig bzw. berechtigt? H. Unfallheilk. 60, 99—106 (1959).

—, Pathophysiologie und Klinik der intrakraniellen Drucksteigerung; in Handbuch der Neurochirurgie, Bd. 1, Teil 1, Berlin-Göttingen-Heidelberg: Springer 1959.

—, Zur Entstehung der Rezidive bei der Behandlung der Carotis-Sinus Cavernosus-

Aneurysmen und ihre Verhütung. Langenbecks Arch. klin. Chir. **295**, 186—191 (1960).

—, Naht der verletzten intrakraniellen Art. carotis interna. Bull. Soc. intern. Chir. **19**, 474—475 (1960).

—, Behandlung der gedeckten Schädel-Hirn-Verletzungen. Wien. klin. Wschr. **75**, 553—556 (1963).

—, und G. Friedmann: Doppelseitige traumatische intrakranielle Hämatome. Mschr. Unfallheilk. **66**, 138—147 (1963).

—, E. Schmidt-Wittkamp und W. Walter: Die traumatischen intrakraniellen Hämatome. Documenta Geigy. Series chirurgica Nr. **6**, (1963).

—, und R. A. Frowein: Liquorfisteln und Pneumatocelen. Zbl. Neurochir. **12**, 323—347 (1952).

—, Die Versorgung frischer Kopfverletzungen. Wien. med. Wschr. **106**, 933—937 (1956).

—, Erste Hilfe bei der Behandlung schwerer Kopfverletzungen. Klin. Med. (Wien) **14**, 493—504 (1959).

—, Wandel in der Behandlung schwerer Kopfverletzungen. Med. Klin. **58**, 289—293 (1963).

—, Wie lange ist Wiederbelebung bei schweren Hirnverletzungen möglich? Mschr. Unfallheilk. **66**, 169—190 (1963).

—, Klinik und Therapie der intrakraniellen Gefäßverletzungen. H. Unfallheilk. **81**, 56—61 (1965).

—, und K. H. Euler: Zur Erkennung der akuten traumatischen intrakraniellen Hämatome. Chirurg **34**, 145—151 (1963).

—, W. Krenkel und M. Grün: Hirn- und Nervenverletzungen bei Kindern und Jugendlichen. Langenbecks Arch. klin. Chir. **304**, 562—583 (1963).

—, F. Loew und H. Bormann: Die Bedeutung der orthostatischen Kreislaufbelastungsprobe (Schellong) für die Erkennung und Behandlung gedeckter Hirnverletzungen. Klin. Wschr. **27**, 390—394 (1949).

—, und W. Schiefer: Die Komplikationen bei Angiographie der Hirngefäße. Fortschr. Neurol. Psychiat. **26**, 265—300 (1958).

—, Zirkulationsstörungen des Gehirns im Serienangiogramm. Berlin-Göttingen-Heidelberg: Springer 1959.

—, und H. W. Steinmann: Die Bedeutung der Anisokorie bei frischen gedeckten Hirnschädigungen. Zbl. Neurochir. **11**, 146—151 (1951).

Trautmann, H.: Ein traumatischer Morbus Cushing mit Abheilung des Syndroms Mschr. Unfallheilk. **55**, 146—148 (1952).

Turner, J. W. A.: Indirect injuries of the optic nerve. Brain **66**, 140—151 (1943).

Umbach, W.: Über die Behandlung der Schädelverletzungen und die rechtzeitige Diagnose ihrer Komplikationen. Münch. med. Wschr. **98**, 114—118 (1956).

—, Zur Behandlung des chronischen intraduralen Hämatoms. Langenbecks Arch. klin. Chir. **287**, 666 (1957).

Ungeheuer, E., und H. Wurche: Die Schädelbasisfraktur und die traumatische Meningitis. Chirurg **31**, 413—416 (1960).

Unger, H. H., und W. Umbach: Transorbitale Schädelhirntraumen durch Fremdkörper. Klin. Mbl. Augenheilk. **140**, 269—281 (1962).

Unterharnscheidt, F.: Die gedeckten Schäden des Gehirns. Monographien aus dem Gesamtgebiete der Neurologie und Psychiatrie, H. 103 (1963).

Usbeck, W.: Über primär infizierte Hirnwunden, insbesondere über ihren Verlauf unter der Einwirkung von Antibiotica. Langenbecks Arch. klin. Chir. **285**, 613 bis 645 (1957).

—, Posttraumatische arteriovenöse Fisteln und Aneurysma im Sinus cavernosus. Ärztl. Wschr. **13**, 1053—1058 (1958).

—, Über die Notwendigkeit operativer Eingriffe bei frischen und alten gedeckten Schädelverletzungen. Zbl. Chir. **85**, 861 (1960).

Venzlaff, U.: Über Hirnkomplikationen bei Gesichtsschädelschüssen. Nervenarzt **30**, 124—129 (1959).

Verbiest, H., und L. Calliauw: Direkt and indirekt injuries of the cervical carotid arteries. Folia psychiat. neerl. **62**, 371 (1959).

Verneuil, M.: Bull. Acad. Méd. (Paris) **36**, 46 (1872).

Vincent, Cl.: Le traitement des abcès subaigus et chroniques du cerveau. Schweiz. med. Wschr. **68**, 101 (1938).

Vogt, L. G.: Arteriographische Veränderungen bei Schädel-Hirnverletzungen. Zbl. Neurol. **140**, 17 (1957).

Voss, O.: Die Chirurgie der Schädelbasisfrakturen. Leipzig: J. A. Barth 1936.

Vossschulte, K.: Über die Genese des subduralen Hydroms. Langenbecks Arch. klin. Chir. **265**, 419—430 (1950).

Walkenhorst, A.: Intrakranielle Blutungen im Hirnstrombild. Beitr. Neurochir. **1**, 73—78 (1959).

Walter, K.: Die Commotio cerebri am alternden Hirn. Berlin-Göttingen-Heidelberg: Springer 1960.

Wanke, R.: Pathologische Physiologie der frischen geschlossenen Hirnverletzung. Stuttgart: Georg Thieme 1948.

—, Das pathophysiologische Syndrom des traumatischen Hirnschadens. Dtsch. med. Wschr. **84**, 137—142 (1959).

—, Lebensgefährdende Komplikationen des akuten traumatischen Hirnschadens. Intern. Praxis **2**, 279—292 (1962).

—, und E. Bues: Indikationen zur Kontrastmittelanwendung bei frischen Kopfverletzungen. H. Unfallheilk. **60**, 106—117 (1959).

—, und E. Kricke: Histologische Veränderungen der Hypophyse bei traumatischen Hirnschäden und bei Hirntumoren. Bruns' Beitr. klin. Chir. **200**, 165—175 (1960).

Wappenschmidt, J., und W. Grote: Zur Klinik und Behandlung frontobasaler Liquorfisteln. Chirurg **29**, 369—376 (1958).

Wasl, H.: Zur Kenntnis der isolierten traumatischen Läsion der basalen Hirnarterien. Zbl. Path. **101**, 184—187 (1959).

Weber, E.: Der praktische Arzt und das Schädelhirntrauma. Münch. med. Wschr. **102**, 1011—1021 (1960).

—, Dringlichkeit und Technik der neurochirurgischen Noteingriffe. Chir. Praxis **6**, 125—134 (1962).

—, Die Beurteilung und Behandlung des Schädeltraumas im Kindesalter. Dtsch. med. Wschr. **87**, 2516—2523 (1962).

Weber, G.: Der Hirnabszess. Stuttgart: Georg Thieme 1957.

—, Schädelleeraufnahme und Angiogramm beim Hirnabszess. Acta neurochir. (Wien) **9**, 339—358 (1961).

—, Die klinische Beurteilung frischer geschlossener traumatischer Hirnschädigungen. Praxis **52**, 290—293 (1963).

Weber, W.: Das akute subdurale Hämatom. Zbl. Chir. **8**, 1913—1919 (1955).

Webster, J. E., R. Dawson und E. S. Gurdjian: The diagnosis of traumatic intracranial hemorrhage by angiography. J. Neurosurg. **8**, 368—376 (1951).

Weickmann, F.: Grundlagen der angiographischen Diagnostik cerebraler Gefäßprozesse. Spezielle angiographisch-klinische Diagnostik und neurochirurgische Therapie cerebraler Gefäßprozesse; in Die cerebralen Durchblutungsschäden des Erwachsenenalters, herausgeg. v. J. Quandt, S. 112—288. Berlin: VEB Verlag Volk und Gesundheit 1959.

—, und H. J. Steincke: Deckung großer Duradeffekte mittels lyophilisierter Fremddura. Chirurg **30**, 320—322 (1959).

Wende, S., und A. Schulze: Die zerebrale Angiographie und ihre Komplikationen. Fortschr. Röntgenstr. **94**, 494—505 (1961).

Wertheimer, P., und J. Descotes: Traumatologie cranienne. Paris: Masson et Cie. 1961.

Westermann, H. H.: Traumatische Hirnnervenschäden und ihre Ursachen. Mschr. Unfallheilk. **64**, 161—167 (1961).

Wolf, G.: Das Syndrom der Subarachnoidalblutung, die intrakraniellen Aneurysmen und Angiome, sowie die Hämatome und Gefäßerkrankungen im Bereich der harten Hirnhaut. Fortschr. Neurol Psychiat. **28**, 363—418 (1960).

—, Eine dringliche Diagnose: das subdurale Hämatom. Landarzt **36**, 200—203 (1960).

—, Das subdurale Hämatom und die Pachymeningitis haemorrhagica interna. Monographien aus dem Gesamtgebiet der Neurologie und Psychiatrie, H. 97 (1962).

—, Sinusthrombosen im Wochenbett. Tägl. Praxis **4**, 371—374 (1963).

—, und J. Gerberding: Zur Klinik und Pathogenese der subduralen Hämatome. Dtsch. Z. Nervenheilk. **177**, 126 (1957).

Wolff, H., und G. Schaltenbrand: Die perkutane Arteriographie der Hirngefäße. Zbl. Neurochir. **4**, 233—241 (1939).

Wortzmann, G.: Traumatic Pseudo-Aneurysm of the superficial temporal Artery. Radiology **80**, 444—446 (1963).

—, Roentgenologic aspects of extradural hematoma. Amer. J. Roentgenol. **90**, 462—471 (1963).

Wüllenweber, R.: Subdurales Hämatom nach Kopfsprung. Sportarzt **12**, 412 bis 415 (1962).

Zettel, H.: Traumatische Thrombose der A. carotis. Mschr. Unfallheilk. **63**, 248 bis 254 (1960).

—, R. Zoller und K. Meyer: Beitrag zur operativen Behandlung der traumatischen Carotisthrombose. Chirurg **34**, 372—374 (1963).

Zülch, K. J.: Hirnoedem und Hirnschwellung. Dtsch. Z. Nervenheilk. **170**, 209 (1954).

—, Über die offene Hirnverletzung; in Das Hirntrauma. Stuttgart: Georg Thieme 1956.

—, Störungen des intrakraniellen Druckes. Die Massenverschiebungen und Formveränderungen des Hirns bei raumfordernden und schrumpfenden Prozessen und ihre Bedeutung für die klinische und röntgenologische Diagnostik, in Handbuch der Neurochirurgie, Bd. 1, Teil 1. Berlin-Göttingen-Heidelberg: Springer 1959.

—, Gibt es Spasmen der Gehirngefäße? Med. Welt **14**, 622—626 (1959).

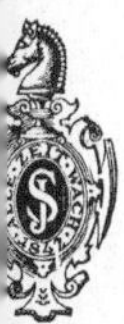

SPRINGER-VERLAG
BERLIN · HEIDELBERG · NEW YORK

Die Schädelbasisfraktur
und ihre akuten Komplikationen

Erfahrungen an 571 Fällen
Von Dr. **E. Schima,** Erste Chirurgische Universitätsklinik Wien
Mit 4 Abbildungen. IV, 44 Seiten Gr.-8°. 1961
(Hefte zur Unfallheilkunde, 67. Heft)
DM 10,80

Einleitung. — Alter und Geschlecht der Verletzten. — Ursachen der Schädelbasisfrakturen. — Pathologische Anatomie der Schädelbasisfrakturen, Verlauf der Bruchlinien. — Symptome der Schädelbasisfraktur. — Die Röntgendiagnose der Schädelbasisfraktur. — Begleitende Verletzungen des Schädelinhaltes, Komplikationen der Schädelbasisfrakturen und spezielle diagnostische Methoden zu deren Erkennung. — Begleitende Verletzungen des Gesichtsschädels. — Zusätzliche Verletzungen außerhalb des Schädels. — Die Behandlung der Schädelbasisbrüche. — Die Therapie der Gehirnverletzungen und der endokraniellen Frühkomplikationen bei Schädelbasisfrakturen. — Mortalität und Todesursachen bei Schädelbasisbrüchen, Behandlungsdauer. — Zusammenfassung. — Literatur.

Apoplektischer Insult
und Unfallzusammenhang

Von Priv.-Doz. Dr. **A. Isfort,** Chirurgische Klinik und Poliklinik der Universität Münster (Westf.), Direktor: **Prof. Dr. P. Sunder-Plassmann**
Mit 59 Abbildungen. IV, 91 Seiten Gr.-8°. 1962. (Hefte zur Unfallheilkunde, 69. Heft)
DM 27,60

Definition und angiographische Grundlagen. — Angiographische Differentialdiagnose des apoplektischen Insultes: Intrakranielle Rhexisblutungen; Diapedeseblutungen; Durchblutungsstörungen; Stumpfe gedeckte Schädeltraumen (Commotio und Contusio cerebri); Nichtgefäßbedingte Ursachen, die ebenfalls unter dem klinischen Bilde eines apoplektischen Insultes verlaufen können. — Schlußfolgerungen. — Literatur.